Imran Karkın

# Anforderungen an die Pflege muslimischer Patienten in der akut stationären Sterbeversorgung

## Eine Literaturstudie

Diplomica Verlag GmbH

**Karkın, Imran: Anforderungen an die Pflege muslimischer Patienten in der akut stationären Sterbeversorgung. Eine Literaturstudie, Hamburg, Diplomica Verlag GmbH 2017**

Buch-ISBN: 978-3-96146-512-5
PDF-eBook-ISBN: 978-3-96146-012-0
Druck/Herstellung: Diplomica® Verlag GmbH, Hamburg, 2017

**Bibliografische Information der Deutschen Nationalbibliothek:**
Die Deutsche Nationalbibliothek verzeichnet diese Publikation in der Deutschen Nationalbibliografie; detaillierte bibliografische Daten sind im Internet über http://dnb.d-nb.de abrufbar.

© Diplomica Verlag GmbH
Hermannstal 119k, 22119 Hamburg
http://www.diplomica-verlag.de, Hamburg 2017
Printed in Germany

# Anforderungen an die Pflege muslimischer Patienten in der akutstationären Sterbeversorgung – eine Literaturstudie

In einem vertrauten Umfeld zu sterben, ist für die Mehrzahl aller Menschen von großer Bedeutung. Gleichwohl ist das Krankenhaus in der Bundesrepublik Deutschland der Ort, an dem das Leben zahlreicher Personen endet. Dies betrifft auch die Lebenswirklichkeit türkischstämmiger Muslime bzw. allgemein der hiesigen Bevölkerungsteile mit Migrationshintergrund. Um dem Anliegen sterbender türkisch-muslimischer Behandelter zu entsprechen, will die gegenständliche Arbeit die bei deren Pflege zu bedenkenden religiösen Besonderheiten sowie die notwendigen Kenntnisse und interpersonellen Fertigkeiten der Pflegekräfte ermitteln. Die konkrete Bedeutung religiös begründeter Erfordernisse bzw. Vorschriften sterbender türkischstämmiger Muslime soll mit Blick auf die professionelle Behandlung mittels einer tief gehenden Literaturrecherche dargestellt und deren Anforderungen sollen bei der Pflegehandlung und -beziehung verdeutlicht werden. Durch das Personal zu berücksichtigen sind demnach vor allem die folgenden Punkte: der konkrete Umgang mit der betreffenden Person während des Todes und nach dem Tod, die Ausübung der Religion (Fasten, Pflichtgebet während des Ramadan etc.), Aspekte der Intimität/Sittsamkeit sowie abweichende islamische Auffassungen zur Hygiene und zu den Vorschriften der Nahrungsart bzw. -aufnahme. Transkulturelle Kompetenzen sind demnach die Schlüsselqualifikation beim Umgang mit sterbenden türkisch-muslimischen Patienten.

# Requirements in the care of Muslim patients in the intensive care unit – a study of the literature

The majority of people wish to die in a familiar home environment. Nevertheless, many people in Germany pass away in hospitals. This is also the case for Muslim citizens of Turkish or migrant backgrounds. In order to address the issues surrounding end-of-life Turkish Muslim patients, this paper investigates the religious aspects to be considered in their care as well as the knowledge and interpersonal skills required of nurses. The concrete meaning of religion-based needs and provisions regarding end-of-life Turkish Muslims will be depicted on the basis of a thorough examination of the literature; and in so doing, the nursing activities and care relationship are to be elucidated. The most important issues for care staff are the following: the specific handling of an end-of-life patient while he or she is dying and after death; the practices of the religion (fasting, mandatory prayer during Ramadan, etc.); aspects of intimacy/modesty; and distinctly Islamic views on hygiene and proscriptions for the type and administering of nutrition. Transcultural competences are thus the key qualification in dealing with Turkish Muslim end-of-life patients.

# Inhaltsverzeichnis

**Anforderungen an die Pflege muslimischer Patienten in der akutstationären Sterbeversorgung – eine Literaturstudie** ..................................................................... I

**Requirements in the care of Muslim patients in the intensive care unit – a study of the literature** ........................................................................... II

**Einleitung** ............................................................................................................. 1

**1 Relevanz und Problemdarstellung** ................................................................. 5

   1.1 Zur Problemdarstellung und pflegewissenschaftlichen Relevanz ...................... 5

   1.2 Das Ziel der Arbeit und Fragestellung .............................................................. 8

   1.3 Zum Verständnis der wichtigen Begrifflichkeiten ............................................ 9

**2 Methodisches Vorgehen** ................................................................................. 10

   2.1 Zur Strategie der Literaturrecherche ............................................................... 11

   2.2 Erkenntnisse zum aktuellen Literatur- und Forschungsstand .......................... 12

**3 Zur Lebenssituation der türkischstämmigen Muslime in Deutschland** ........... 13

   3.1 Zur Geschichte der Zuwanderung aus der Türkei ........................................... 13

   3.2 Die demografische Entwicklung in Deutschland ............................................. 14

   3.3 Zur Rolle und Bedeutung der Religion und Kultur für Muslime ..................... 16

**4 Vorstellung über Sterben, Gesundheit und Krankheit in islamischen Kulturen** ....................................................................................................... 19

   4.1 „Prüfung Gottes" – Das Gesundheits- und Krankheitsverständnis .................. 19

   4.2 Das Schmerzverhalten und Umgang mit Medikation ...................................... 21

   4.3 Exkurs: Der Hodscha als „Traditioneller Heiler" ........................................... 23

   4.4 „Jede Seele wird den Tod Kosten" – Jenseitsvorstellungen ............................ 23

**5 Der sterbende türkisch-muslimische Patient im deutschen Krankenhaus** ......... 26

   5.1 Zur Kultursensibilität der deutschen Krankenhäuser ...................................... 26

   5.2 Religiöse Pflegebedürfnisse am Lebensende von muslimischen Patienten ....... 28

      5.2.1 Islamische Speisevorschriften ................................................................ 29

      5.2.2 Reinheitsvorstellung .............................................................................. 30

      5.2.3 Intimität und Sittsamkeit ....................................................................... 31

   5.3 Zur Wichtigkeit der Religionsausübung im Krankenhaus ................................ 32

      5.3.1 Die Bedeutung des Gebetes am Lebensende ........................................... 32

      5.3.2 Das Fasten im Ramadan – „als letzte Gelegenheit" ................................ 34

5.4  „Das Problem ist nicht die Religion" – Herausforderungen im Pflegealltag ................................................................................................. 35

5.5  Zur Bedeutung der Kommunikation am Lebensende ......................................... 36

5.6  Zu den wichtigsten Aspekten der islamischen Sterbebegleitung ....................... 38

5.7  Die Versorgung der Verstorbenen – Achtung ist geboten! ................................ 41

5.8  Wissens- und Kompetenzanforderungen an die Pflegenden ............................. 43

**6  Zusammenfassung, Diskussion & Ausblick** ............................................................ **49**

**Literaturverzeichnis** ...................................................................................................... **54**

# Einleitung

*„Leben & Sterben in zwei verschiedenen Kulturen"*

*(Imran Karkın, 2016)*

Die Weltgeschichte ist ohne Migration nicht vorstellbar; das macht sie zu einem globalen Phänomen.[1] Die größte muslimische Bevölkerungsgruppe mit Migrationshintergrund in Deutschland bilden türkischstämmige Muslime; insgesamt leben hier aktuell 4,3 Mio. Muslime. Auch in hiesigen Krankenhäusern sind sie die zahlenmäßig größte Patientengruppe mit Migrationshintergrund.[2]

Der Strukturwandel betrifft alle Menschen in – sie altern, erkranken und sterben. Migranten sind hiervon in gleicher Weise betroffen. Im Jahr 2030 werden in Deutschland 2,8 Mio. Menschen mit Migrationshintergrund über 60 Jahre alt sein, wie entsprechende Studien belegen.[3] Die Sterbezahl von Muslimen liegt derzeit bei 4.000/a. Das Leben vieler dieser Personen endet hierzulande im Krankenhaus.[4]

Unabhängig von der Nationalität oder dem Glauben einer Person ist nach Türkis et al. das Sterben im eigenen Zuhause heute offenbar wenig mehr als eine verzerrte Idealvorstellung: Üblicherweise endet das Leben aller Menschen hier in einer medizinischen oder einer Pflegeeinrichtung. Dies bedeutet freilich, dass der Tod oft im Kreise nicht vertrauter bzw. fremder Personen eintritt. Migranten jedoch sterben zusätzlich auch in einem fremden Land.[5]

Bedürfnisse und Befindlichkeiten der muslimisch-türkischstämmigen Bevölkerungsanteile fanden bislang gleichwohl nur ungenügend Beachtung, wiewohl ihr Anteil in den hiesigen Krankenhäusern bedeutend ist.[6] Dies lässt unbeachtet, dass viele Menschen angesichts des nahenden Lebensendes Stärke und Mut durch vertraute Rituale und Glaubenspraktiken gewinnen können – diese Erkenntnis zur Gefühlswelt entsprechender Personen muss deshalb von Pflegekräften entsprechend gewichtet und auch in

---

[1] Vgl. Herbst (2010), S. 32.
[2] Vgl. Kronenthaler et al. (2014), S. 10.
[3] Vgl. Ilkilic (2008a), S. 226.
[4] Vgl. ebd.
[5] Vgl. Türkis et al. (2013), S. 9.
[6] Vgl. ebd.

1

religiöser Hinsicht ausreichend bedacht bzw. im Patientenumgang berücksichtigt werden.[7]

Als Trauerbegleiterin bzw. Referentin für kultursensible Pflege ist die Verfasserin der vorliegenden Arbeit häufig in Krankenhäusern tätig. Eigenen Erfahrungen nach stellen sterbende Muslime bzw. deren Bedürfnisse Krankenhausangestellte häufig vor große Probleme. Korrekter wäre in diesem Zusammenhang der Begriff „Herausforderung": Am Lebensende treten viele traditionell-spirituell-religiös-kulturelle Anliegen auf, die nicht nur das Erfordernis zum Wegfall sprachlicher Barrieren für diverse Muttersprachler beinhalten. Gerade hier aber liegt die Ursache für zahlreiche Pflegefehler: Verständnisprobleme bedingen mangelhafte Bedürfniskommunikation und eine entsprechend unvollständige Pflege auch in der o. g. Hinsicht. Hiesige Pflegekräfte muslimischer Patienten sind nach eigenen Beobachtungen häufig verunsichert; dieses Erleben schildern Mitarbeiter auch im Rahmen entsprechender Coachings. Hierzu gehören freilich stets zwei Parteien: der Patient und die Pflegekraft. Iterative Probleme dieser Art beruhen in Deutschland nach eigener Auffassung auf einer beiderseitigen Kooperationsunwilligkeit. Die Patienten erleben angemessene Sprachverständigung als schwierig, was sie in ihrer Wunsch- und Bedürfniskommunikation einschränkt und damit für Spannung in der Beziehung zum Personal sorgt, welchem es seinerseits aus dem gleichen Grund an wichtigen Informationen zu muslimischen Obligationen und Vorgaben mangelt. Bei der täglichen Arbeit im Hospital taucht diese Problematik immer wieder auf.

Ilkilic erklärt diesbezüglich, dass interkulturelle Fertigkeiten unverzichtbare Komponenten medizinisch-pflegerischer Bildungsstrukturen werden müssten, um die entsprechend angezeigten Kompetenzen für ein angemessenes Verhalten in interkulturellen Konfliktsituationen zu erwerben.[8]

Der Umgang mit sterbenden Muslimen in hiesigen Krankenhäusern erfordert die Betrachtung zahlreicher Aspekte, vor allem aber Trauer, Besuchsverhalten, Kommunikation, Religionsausübung, Vorschriften für Hygiene und Speisen, Medikation, Schmerz, das Verständnis von Krankheiten und natürlich Gesundheit. Die vorliegende Literaturstudie will dies leisten. Kapitel 1 erläutert die Bedeutung des vorliegenden Themas und beleuchtet so die relevanten Berührungs- und Problemfragen, soweit es den

---

[7] Vgl. Urban (2013), S. 10.
[8] Vgl. Ilkilic (2015), S. 16.

Umgang mit sterbenden Muslimen in hiesigen medizinischen Einrichtungen betrifft. Eine Begriffserläuterung schließt sich an, um das vorliegende Thema nachvollziehbarer zu gestalten.

Kapitel 2 thematisiert die Forschungsmethode für den Erkenntnisgewinn und greift den Stand von Forschung und Literatur auf. Dabei werden auch und insbesondere bedeutsame Kenntnisse hinsichtlich der Zielgruppe zusammengestellt. Die BRD beherbergt zahlreiche Muslime unterschiedlicher Nationalitäten. Diese Gruppe ist in ihrer Religionsausübung folglich alles andere als homogen, soweit es die tägliche Praxis bzw. die religiösen Vorschriften betrifft.[9] Daher wurde die betrachtete Zielgruppe eingeschränkt bzw. mit der Gruppe türkischstämmiger Muslime zur Deckung gebracht, der größten Bevölkerungsgruppe mit Migrationshintergrund. Hier sind vor allem Ältere als Angehörige der ersten Gastarbeiterwelle von der Sterbe- bzw. Pflegeproblematik betroffen.[10] Die gegenständliche Arbeit beleuchtet daher vornehmlich Kulturspezifika dieser besonderen Zielgruppe. Einzelzuordnungen erfolgen durch die Kennzeichnung „türkisch-muslimisch" bzw. „türkisch".

Sodann werden die wichtigsten Gesundheits-, Krankheits- und Sterbeaspekte islamischer Gesellschaften thematisiert und dahin gehend wiederum die Besonderheiten der Zielgruppe angesprochen. Dies umfasst etwa die Frage nach der Bedeutung einer Krankheit in diesem Glauben bzw. den sich daraus ergebenden und kulturell bedingten Verhaltenseffekt bei türkischstämmigen Betroffenen. Die gleiche Vorgehensweise wird im Abschnitt zum Umgang mit Medikationen bei Schmerzen genutzt; auch diese unterliegen innerhalb des Islams wichtigen Vorschriften.

Kapitel 5 ist das Kernstück der gegenständlichen Arbeit: Es thematisiert die wichtigsten Fakten zum Umgang mit Sterbenden dieser Zielgruppe in hiesigen Krankenhäusern. Hierbei wird auch die Rolle des bzw. werden die Herausforderungen an das Pflegepersonal/s beleuchtet, welches den Patienten auf seinem Sterbeweg begleitet. Die ursächliche Wirkung zahlreicher Pflegekonflikte und Verständnisprobleme aufgrund kultureller Hindernisse wie etwa missverständlicher bzw. schwieriger Verständigung wird in Zusammenhang mit der Religion des Sterbenden gebracht. Das Prinzip der transkulturellen Kompetenz wird sodann als Lösungsansatz eingeführt, um Kenntnisse und Fertigkeiten der Pflegekräfte in deutschen Einrichtungen zu vermitteln.

---

[9] Vgl. Tan (2000), S. 26.
[10] Vgl. ebd.; Bose & Terpstra (2012), S. 2.

Mit Blick auf die gegebenen Rahmenbedingungen thematisiert diese Arbeit ausschließlich Aspekte der Pflegeethik. Eine zusätzliche Berücksichtigung der Medizinethik würde den Rahmen sprengen. Das letzte Kapitel bündelt zentrale Ergebnisse bzw. stellt die abzuleitenden Konsequenzen in der Pflege dar.

Die grammatikalische Verwendung der weiblichen Form wurde aus Gründen der besseren Lesbarkeit unterlassen, soweit nicht explizit thematisiert. Dies betrifft auch den Begriff des Migranten.

# 1 Relevanz und Problemdarstellung

Kapitel 1 erläutert die Bedeutung des vorliegenden Themas in pflegewissenschaftlicher Hinsicht und beleuchtet die relevanten Berührungs- und Problemfragen, soweit es den Umgang mit sterbenden Muslimen in hiesigen medizinischen Einrichtungen betrifft. Forschungsfragen und Ziel der gegenständlichen Arbeit werden im Folgenden formuliert. Relevante Begriffe, die die Verständlichkeit der vorliegenden Literaturstudie erleichtern, werden gleichfalls erläutert.

## 1.1 Zur Problemdarstellung und pflegewissenschaftlichen Relevanz

Auch Kliniken bzw. stationäre Pflegeeinrichtungen sind vom durch die Globalisierung ausgelösten Wandel betroffen und müssen Prozesse der Anpassung zunehmend schneller und effektiver vollziehen.[11] In Deutschland besteht knapp ein Viertel aller Krankenhauspatienten aus Muslimen, was ihre Bedeutung als anteilige Bevölkerungsgruppe der deutschen Gesellschaft unterstreicht.[12]

Bundesweit leben derzeit 3,8-4,3 Mio. Muslime – Tendenz steigend. Nach Katholiken und Protestanten stellen sie damit die zahlenmäßig drittgrößte Glaubensgemeinschaft in Deutschland dar. Innerhalb dieser Konfession ist die größte Gruppe mit 2,1-3,2 Mio. Mitgliedern die der türkischstämmigen Muslime.[13]

Im Kongress der Deutschen Gesellschaft für Palliativmedizin betont Ali, dass heute noch die Mehrheit der Großfamilien sich um ihre Kranken im Sterbebett kümmert, wobei sich dies jedoch in der zweiten und dritten Generation den deutschen Normen angleichen wird. Daher werden auch interkulturelle Fähigkeiten von Pflegekräften und Medizinern künftig gegenüber der Hightechmedizin an Bedeutung gewinnen.[14]

Die medizinisch-pflegerische Krankenhausbelegschaft sieht sich daher zunehmend der großen Herausforderung ausgesetzt, ihre tägliche Arbeit auch auf diese zunehmende religiös-kulturelle Vielfalt gewissenhaft und adäquat abzustimmen. Die Begleitung Sterbender innerhalb dieser Konstellation potenziert diese Herausforderung nochmals.[15]

---

[11] Vgl. Bose & Terpstra (2012), S. 4.
[12] Vgl. Hommel (2008), S. 52.
[13] Vgl. Bose & Terpstra (2012), S. 2.
[14] Vgl. Ali (2006), Abstract.
[15] Vgl. Neuberger (2009), S. 7.

Muslimische Migranten erfordern demnach eine spezifische und in den meisten deutschen Gesundheitseinrichtungen derzeit nur unzureichend verfügbare Sensibilität, die ihren sprachlichen, religiösen und kulturellen Anliegen entspricht.[16] Pflegekräfte zeigen dabei insbesondere in Fragen des Islams noch Kenntnisrückstände, wie Kronenthaler et al. nachweisen konnten.[17]

Dahin gehend erklärt Steudter, Missverständnisse bzw. teils unzulässige Verstöße gegenüber der Religion eines Patienten seien zu erwarten bzw. keine Seltenheit. Kommt es zur Nichtbeachtung religiöser Vorschriften durch das Pflegepersonal, geschieht dies zumeist in Unkenntnis. Dies kann von Sterbenden bzw. deren Angehörigen als Belastung bzw. Pietätlosigkeit empfunden werden.[18]

Werden diese religiös-kulturellen Vorschriften verletzt, kann das die Beziehung zwischen Pflegekräften und Betroffenem bzw. dessen Angehörigen belasten – zumeist basierend auf Kommunikationsproblemen oder Verständnislücken.[19] Adäquate Versorgung des Patienten kann nur bei einer qualitativ guten Pflegebeziehung gewährleistet werden,[20] was wiederum eine tolerante und passende transkulturelle Kompetenz der Pflegekräfte erfordert – basierend auf der Annahme interaktiver Beziehungsarbeit als Grundlage professioneller Betreuung.[21]

Auch Verständnis für Handlungen, Rituale und Denkweisen gegenüber dem Patienten wie auch dessen Angehörigen ist wichtig. Dem liegt die Annahme zugrunde, jeder Mensch habe ein Recht auf persönliche Würde auch im Sterbeprozess, was eine adäquate Sterbendenbetreuung erforderlich macht.[22]

Die „Charta zur Betreuung schwerstkranker und sterbender Menschen in Deutschland erklärt hierzu, dass jeder Mensch das Anrecht auf ein Sterben unter würdigen Bedingungen habe und in der Lage sein muss, darauf vertrauen zu können, während dieses finalen Lebensabschnitts Respekt gegenüber seinen Wert- und Wunschvorstellungen zu erfahren und dass man seine Entscheidung achtet.[23]

---

[16] Vgl. Seifert (2012), o. S.
[17] Vgl. Kronenthaler et. al (2014), S. 63.
[18] Vgl. Steudter (2014), S. 50.
[19] Vgl. ebd.
[20] Vgl. Elkawaga (2004), S. 21.
[21] Vgl. Schröder (2014), S. 3.
[22] Vgl. Urban (2014), S. 11 f.
[23] Vgl. Charta zur Betreuung schwerstkranker und sterbender Menschen (2015), o. S.

Soll das Wohlbefinden von Patienten korrekt eingeschätzt und sollen die Anliegen von Bewohnern erkannt werden, ist gerade in Pflegebeziehungen die Sprachverständigung von großer Bedeutung.[24] Türkischstämmige Patienten gerade der frühen Gastarbeitergeneration haben aber häufig keine ausreichenden Deutschkenntnisse, was gerade im Krankenhausalltag zu vielfältigen Versorgungsproblemen führen bzw. Konflikte verursachen kann.[25]

Verstorbenenversorgung im Krankenhaus, Reinigungs- und Nahrungsvorschriften bzw. die Religionsausübung insgesamt, Pflegetabus etwa hinsichtlich Scham- und Intimitätsvorstellungen bzw. allgemein die Nichtbeachtung religiöser oder kultureller Faktoren und nicht zuletzt das Verhalten bei Besuchen muslimischer Angehöriger sind dahin gehend zusätzliche Quellen für Konflikte und Probleme im Umgang mit Sterbenden muslimischen Glaubens. Die Fachliteratur gibt hierzu teils sehr gut Auskunft.[26]

Sprachbarrieren zu überwinden, migrationsbedingte Erkrankungen zu erkennen und den sozialen bzw. kulturellen Background Betroffener zu berücksichtigen sind zum Abbau von Überforderungs- und Konfliktsituationen vonnöten.[27] Unter Gesundheitsexperten sollte kultursensible Medizin daher eine Selbstverständlichkeit sein.[28] Derlei spezifischen Patientenbedürfnissen wird bundesweit in medizinischen Einrichtungen zunehmend entsprochen, auch und gerade in Metropolen wie München, Frankfurt a. M. oder Berlin, da sich diese teils stark von denjenigen deutscher Betroffener unterscheiden.[29]

Die Staatsministerin und Bundesbeauftragte für Migration, Flüchtlinge und Integration Özoguz stellt in deutschen Krankenhäusern außergewöhnlich hohe Bedarfe interkultureller und kultursensibler Angebote fest. Die hier nicht selten tief greifenden fachmedizinischen Behandlungen erfordern teilweise die ausdrückliche Genehmigung bzw. Kooperation der Betroffenen.[30]

---

[24] Vgl. Werner (2010), S. 14.
[25] Vgl. Kronenthaler et al. (2014), S. 10; Stange-Budumlu (2005), S. 19.
[26] Vgl. Ilkilic (2005), S. 25 f. ; Ilkilic (2008b), S. 857 f. ; Urban (2014), S. 63.
[27] Vgl. Werner (2010), S. 14.
[28] Vgl. Hommel (2008), S. 53.
[29] Vgl. ebd.
[30] Vgl. Özoguz (2015), S. 4.

Einen klaren Bedarf zur interkulturellen Kompetenzenerweiterung in hiesigen Krankenhäusern stellt die im Auftrag des Bundes durchgeführte DKI-Studie „Kultursensibilität
der Krankenhäuser in Nordrhein-Westfalen" fest.[31]

Im Krankenhaus könne insbesondere die gesundheitliche Versorgung aufgrund sprach-
und kulturbedingter Hindernisse beeinträchtigt werden, erklärt auch die Referatsleiterin
des Ministeriums für Gesundheit (Nordrhein-Westfalen), Reinecke. Religion, Nationalität und Herkunft dürften hierbei keinesfalls zu Unterschieden in der Versorgungsqualität
führen.[32]

## 1.2 Das Ziel der Arbeit und Fragestellung

Angesichts einer im Wandel begriffenen Gesellschaft will die gegenständliche Arbeit
mittels ausführlicher Literaturrecherche aktuelle und zukünftige Versorgungsaspekte
sterbender Muslime mit türkischstämmigen Wurzeln ermitteln, soweit diese in deutschen Krankenhäusern behandelt werden. Dies sei zugleich Denkanstoß und Orientie-
rungshilfe für Gesundheitsfachkräfte unter Verweis auf den geltenden Anspruch auf
menschenwürdige Pflege auch am Lebensende für alle Menschen.

Die nachfolgenden Forschungsfragen wurden mit Blick auf diesen Rahmen formuliert:

◼ Welche religiösen Besonderheiten sind in der Pflege sterbender (türkisch) muslimischer Patienten vom Pflegepersonal zu berücksichtigen, um den Betroffenen und
deren Angehörigen ein würdiges Sterben im Krankenhaus zu gewähren?

Forschungsfrage 2 ergibt sich entsprechend:

◼ Welche Kompetenzen und welches Wissen benötigt das Pflegepersonal in deutschen Krankenhäusern, um den Bedürfnissen sterbender türkischstämmiger Muslime sowie deren Angehörigen gerecht zu werden?

---

[31] Vgl. ebd.
[32] Vgl. Reinecke (2015), S. 12.

## 1.3 Zum Verständnis der wichtigen Begrifflichkeiten

Der Migrationsbericht des Bundesamtes für Migration und Flüchtlinge definiert den Ausdruck der Migration folgendermaßen: *„Von Migration spricht man, wenn eine Person ihren Lebensmittelpunkt räumlich verlegt."*[33] Die Fachliteratur beschreibt Migranten indessen als ausländische Menschen, wohnhaft in der BRD, eingereist als Gastarbeiter aus unterschiedlichen Ländern mit dem Ziel eines befristeten Arbeitsaufenthaltes.[34]

Die muslimische Religion („Islam") geht auf die arabischen Wurzeln „salima" (dt.: „wohlbehalten") bzw. „sallama" (dt.: „sich unterwerfen") zurück und steht in Zusammenhang mit Frieden bzw. Sicherheit, indem eine aktive Ergebung bzw. Hingabe Gott gegenüber angestrebt wird.[35]

Der Kulturbegriff kann nach Paillon als nicht naturgegebene Verbindung von Vorstellungen, Wertungen und Verhaltensmustern charakterisiert werden, die durch gesellschaftliche Interaktion, Beispiele und Traditionen geformt, tradiert oder über die Erziehung vermittelt wird.[36]

Kultursensible Pflege ist ein Grundsatz, mittels dessen die jeweiligen kulturell-religiösen Werte, Ansichten und Anliegen Pflegebedürftiger aktiv respektiert werden.[37]

Der spezifische Religionsbegriff entzieht sich einer verbindlichen Einheitsdefinition. Allen Religionen zu eigen ist derweil nach Weiher, dass sie als spezifisch gemeinschaftlich akzeptierte Systeme der Sinngebung spezifische Praktiken und Symbole einsetzen, um zu übermenschlichen Referenzpunkten, etwa Gott, eine Beziehung zu entwickeln.[38]

Palliativversorgung bzw. Palliative Care meint die Versorgung Schwerstkranker bzw. Sterbender, was auch stationäre bzw. ambulante Schmerztherapie beinhaltet.[39]

Der allgemeinsprachliche Ausdruck „Akutkrankenhaus" wird durch den Gesetzgeber sprachlich mit dem des „Krankenhauses" gleichgesetzt und meint medizinische Einrichtungen zur Diagnose und Therapierung von Krankheiten.[40]

---

[33] Bundesamt für Migration und Flüchtlinge (2010), S. 14.
[34] Vgl. Keskin & Helmstaedter (1997), zit. in Schilder (1998), S. 26.
[35] Vgl. Köck & Murtaza (2009), S. 12.
[36] Vgl. Paillon (2010), S. 24.
[37] Vgl. Arbeitskreis Charta für eine kultursensible Altenpflege (2002), S. 12.
[38] Vgl. Weiher (2007), S. 439 f.
[39] Vgl. Bundesministerium für Gesundheit (2015), o. S.
[40] Vgl. Gesundheitsberichterstattung des Bundes (o.J.), o. S.

Um situativ adäquates Handeln zu ermöglichen, ist der Kompetenzbegriff als Bezeichnung des menschlichen Vermögens zu berücksichtigen, durch Fertigkeit und Kenntnis sowie unter Berücksichtigung individualmotivatorischer Aspekte zu agieren bzw. auf Basis der Treiber Zulässigkeit, Willen, Vermögen und Kenntnis angezeigte Handlungen auszuführen.[41]

Sollen Menschen aus unterschiedlichen Kulturen einvernehmlich zusammentreffen, kommunizieren und kooperieren, ist auf beiden Seiten transkulturelle Kompetenz erforderlich[42] – eine erlernbare Sozialkompetenz, die professionelles Agieren wesentlich mitbedingt.[43]

---

[41] Vgl. Bundesinstitut für Berufsbildung, (o.J.), o. S.
[42] Vgl. Thomas (2012), o. S.
[43] Vgl. Uzarewicz (2003), S. 32.

# 2 Methodisches Vorgehen

Die Arbeitsschritte der vorliegenden Literaturrecherche zwecks Bearbeitung der Forschungsfragen werden im vorliegenden Abschnitt dargelegt, ergänzt um persönliche Erkenntnisse hinsichtlich des aktuellen Stands von Forschung und Literatur.

## 2.1 Zur Strategie der Literaturrecherche

Die ausführliche Literaturrecherche berücksichtigte die Datenbanken „PubMed", „CareLit" und „MedPilot" sowie Google Scholar. Darüber hinaus wurden Wissenschaftsverlage bemüht sowie die Onlinepublikationen „Journal of Public Health", „Pflegewissenschaft", „Zeitschrift für Gerontologie und Geriatrie", „SpringerLink" und „Pflege" herangezogen. Auch Fachbücher zur kultursensiblen Pflege bzw. zu den Themen Tod, Sterben, Sterbebegleitung, Gesundheit, Palliative Care[44], interkulturelle Öffnung, transkulturelle Kompetenz, Gesundheit und Migration wurden konsultiert.

Die nachstehenden Schlüsselbegriffe zur Ermittlung fachspezifischer Publikationen wurden auf Deutsch und Englisch jeweils unterschiedlich kombiniert:

■ Sterbebegleitung; Sterben/Tod; Palliative Pflege, Palliativ Care; Muslime; Islam; Akutstation, Krankenhaus; Spiritual Care; Migration; kultursensible-/transkulturelle Pflege; transkulturelle-/interkulturelle Kompetenz.

Das resultierende Schneeballsystem ergänzte hierbei die systematische Literaturrecherche und erbrachte Angaben zu weiteren Literaturquellen, Fachpublikationen und Verfassern, die in die Gestaltung der vorliegenden Literaturstudie einflossen. Die genutzten Quellen waren hauptsächlich in deutscher Sprache abgefasst. Bevorzugt gesuchter Erscheinungszeitraum der genutzten Quellen war 2005 bis 2015, wiewohl zahlreiche genutzte fachspezifische Schriften zeitlich auch vor diesem Zeitfenster erschienen sind.

---

[44] Begründung: Palliative Care eignet sich zum Themenkontext und stellt ein wichtiges Verhältnis zum Themengebiet der Arbeit dar.

11

## 2.2 Erkenntnisse zum aktuellen Literatur- und Forschungsstand

Dass das Feld der kultursensiblen Pflege ein aktuelles Fachbereichsthema ist, zeigte sich schon während der Literaturrecherche nicht zuletzt darin, dass die Versorgungs- und Pflegesituation türkischstämmiger Migranten hinreichende Berücksichtigung in der gegenwärtigen Datenlage entsprechender Studien und Veröffentlichungen findet, auch und gerade mit Blick auf deren erste Generation im Land. Wie nachstehend gezeigt, wurde dies insbesondere für das Umfeld „Krankenhaus" aus unterschiedlichen Perspektiven beforscht. Mit sterbenden Muslimen befassen sich in diesem Kontext derweil nicht viele Autoren, wiewohl auch hier die kulturell-religiösen Anliegen zu berücksichtigen sind. Dies erklärt auch Zielke-Nadkarni und betont die derzeit quantitativ unzureichende Literatur zur palliativen Migrantenversorgung.[45] Orientierung für medizinisches Fachpersonal bieten indessen mehrere theoretische Arbeiten mit dem Schwerpunkt der kultursensiblen Pflege am Lebensende konkret mit Blick auf Muslime als Patienten.

---

[45] Vgl. Zielke-Nadkarni (2013), S. 20.

# 3 Zur Lebenssituation der türkischstämmigen Muslime in Deutschland

Einem besseren Verständnis von Einzelschicksalen bzw. Aktionsmustern türkischstämmiger Muslime in Deutschland dienen dahin gehend auch elementare Kenntnisse zu den Lebens- und Migrationsbedingungen dieser Patientengruppe[46], weshalb ebendies er im nächsten Abschnitt beleuchtet werden soll. Bezogen auf in Deutschland lebende (nicht nur türkischstämmige) Muslime wird dabei zunächst die wesentliche Bedeutung von Kultur und Religion besprochen.

## 3.1 Zur Geschichte der Zuwanderung aus der Türkei

Seit Mitte der 1950er-Jahre, als die deutsche Nachkriegswirtschaft zwar im Aufwind begriffen war, aber Arbeitskräfte fehlten, schloss die Bundesregierung Abkommen zur vereinfachten Migration mit den Regierungen Griechenlands, der Türkei und weiterer Staaten ab. Das „deutsche Wirtschaftswunder" benötigte helfende Hände, weshalb sich zahlreiche Menschen auf den Weg nach Deutschland machten, um hier zu arbeiten.[47]

Diese Anwerbungen dienten vor allem dazu, der industriellen Massenproduktion bzw. der Schwerindustrie zu mehr Arbeitskräften zu verhelfen. Die geforderten Qualifikationen für die offenen Stellen waren gering, was dem Kompetenzgrad der Zuwanderer durchaus entgegenkam. Diese Personen fanden ihren Platz im unteren Segment des deutschen Arbeitsmarkts.[48]

Die bald übliche Bezeichnung „Gastarbeiter" verwies auf die ursprüngliche Absicht der BRD-Regierung, sie lediglich für einige Jahre im Land unter Vertrag zu nehmen; später sollten sie in ihre Heimatländer zurückkehren.[49] Viele waren auch bestrebt, ebendies zu tun, doch scheiterte dies in vielen Fällen und aufgrund unterschiedlicher Ursachen. Als Hauptgründe wirkten jedoch die finanziellen Anreize und das bessere Gesundheitssystem der BRD.[50]

---

[46] Vgl. Hax-Schoppenhorst & Jünger (2010), S. 70.
[47] Vgl. Landeszentrale für Gesundheitsförderung in Rheinland-Pfalz e.V (2006), S. 7.
[48] Vgl. Seifert (2012), o. S.
[49] Vgl. Landeszentrale für Gesundheitsförderung in Rheinland-Pfalz e.V (2006), S. 7.
[50] Vgl. Okken et al. (2008), S. 396 f.; Läsker & Yortanli (2012), S. 161.

Die türkischen Bevölkerungsanteile in Deutschland durchlebten dabei teils beträchtliche Wandlungen.[51] Berücksichtigt werden muss etwa, dass das Gros dieser Migranten dünn besiedelten Regionen der Türkei entstammte und daher entsprechend tief verwurzelte patriarchale wie auch religiöse Wert- und Normgefüge kannte und lebte, insbesondere auch mit Blick auf den Islam.[52] Zudem besteht eine enge Bindung an Traditionsauffassungen und -inhalte hinsichtlich des täglichen Lebenswandels, der religiösen Zugehörigkeit und der Familie.[53]

Gerade diese erste Generation der Migranten hat heute den Wunsch, ihr Lebensende in ihrer ursprünglichen Heimat zu erleben – ein Aspekt der Lebensplanung, dem sie gerade im Alter trotz ihres langen Auslandsaufenthalts entsprechen wollen. Diese Rückkehr ist gleichwohl nur für wenige möglich.[54]

## 3.2 Die demografische Entwicklung in Deutschland

Die überwiegende Zahl der 3,8-4,3 Mio. in Deutschland lebenden Muslime ist türkischstämmig. Sie sind zugleich die größte Bevölkerungsgruppe unter hiesigen Migranten.[55] Dessen ungeachtet handelt es sich nicht um eine homogene Gruppe. Die Unterschiede betreffen dabei u. a. folgende Punkte:[56]

- kulturelle, ethnische oder religiöse Wurzeln (Türken, Kurden, Sunniten, Alewiten etc.)
- Lebenspraktische und einstellungsbedingte Abweichungen, etwa zwischen säkularen und praktizierenden Muslimen: Für letztere haben islamische Vorschriften bzw. Werte eine sehr viel konkretere und alltagsnähere Bedeutung.
- Zuwanderungsursachen, -zeiten und -absichten (Studium, Arbeit …)
- Bildungsniveau oder auch Staatsbürgerschaft (z. B. haben viele den Migrationsprozess durchgemacht, wobei andere in Deutschland geboren sind).

---

[51] Vgl. David & Borde (2001), S. 42.
[52] Vgl. ebd.
[53] Vgl. ebd.
[54] Vgl. Läsker & Yortanli (2012), S. 158; Steudter (2014), S. 50; Becker et al. (2006), S. 94.
[55] Vgl. Okken et al. (2008), S. 397; Bose & Terpstra (2012), S. 2.
[56] Vgl. Hax-Schoppenhorst & Jünger (2010), S. 71; Hanrath (2011), o. S.; David & Ilkilic (2010), S. 53.

14

Die zunehmende demografische Bevölkerungsalterung im Land betrifft zudem gleichermaßen Deutsche wie auch Menschen mit Migrationshintergrund. Es gibt Studien, die aufzeigen, dass 2030 bereits 2,8 Mio. Migranten der Altersgruppe > 60 Jahre zugerechnet werden.[57]

Auch türkischstämmige Migranten werden demnach künftig zunehmend Anteil an der Überalterung haben, was eine nähere Untersuchung entsprechender Sterbe- und Pflegeerwartungen bzw. -traditionen angezeigt erscheinen lässt. Nachfolgend sollen zunächst die Sterberisiken bzw. -Raten von Senioren mit Migrationshintergrund thematisiert werden.

Migranten im Alter von 60 Jahren oder älter zeigen in Deutschland höhere Sterberisiken als Deutsche, was sich mit internationalen Vergleichsuntersuchungen zu Sterblichkeit und Gesundheit dieser beiden Gruppen deckt.[58] Negative Auswirkungen auf die Gesundheit der Betreffenden bereits während der Einstiegs- und Anwerbeperiode ihres in Deutschland neu begonnenen Erwerbslebens (schlechte Lebens- und Arbeitsbedingungen) sind laut Bundesamt für Migration wesentliche Ursachen für diese gesteigerten Risiken.[59]

Künftig werden deshalb vermehrt auch Migranten auf die Leistungen des Gesundheitssystems angewiesen sein – vornehmlich aus Gründen der Altersschwäche oder letaler Erkrankungen. Nominell sterben somit künftig zunehmend mehr Migranten in ihrem Aufnahme- statt im Heimatland.[60]

Gesundheitseinrichtungen und Krankenhäuser in Deutschland stehen dabei vor beträchtlichen Herausforderungen, da sie in heutiger Zeit zum Großteil die Orte des Lebensendes sind. Diese finale Phase im Leben Sterbender wie auch ihrer Verwandten stellt zumeist unterschiedliche religiös-sozial-kulturelle Erfordernisse dar.[61]

---

[57] Vgl. Ilkilic (2008a), S. 226.
[58] Vgl. Migrations- und Integrationsforschung, Jahresbericht der Forschungsgruppe im Bundesamt für Migration und Flüchtlinge (2011), S. 27.
[59] Vgl. ebd., S. 28.
[60] Vgl. Malin (2010), S. 10.
[61] Vgl. ebd.

### 3.3 Zur Rolle und Bedeutung der Religion und Kultur für Muslime

Anthropologische, soziologische, philosophische und anderweitig beheimatete Definitionen zum Begriff der Kultur sind schon seit der Antike um dessen inhaltliche Klärung bemüht.[62] Die gegenständliche Arbeit gibt aus Vereinfachungsgründen der ebenso plastischen wie leicht verständlichen Metapher der „Kulturzwiebel" den Vorzug.

Die Außenschicht derselben beinhaltet nach Köck und Murtaza das unmittelbar Sicht- und Spürbare (Kleidung, Bräuche, Rituale, Nahrung, Sprache etc.), gefolgt von der tiefer liegenden Schicht der Werte bzw. Normen. Nur kultureller Kontakt enthüllt demnach diese weniger offenkundigen Aspekte der Kultur. Weltsicht sowie elementare Annahmen zum Selbst und zur eigenen Person formen derweil den tiefsten Punkt des Modells und damit den Kern jeder Kultur.[63]

Laut „AK-Charta für Kultursensible Pflege" ist Kultur als solche nicht den eigentlichen menschlichen Eigenschaften zuzuordnen, da diese vielmehr im Wirkungsradius derselben erworben werden, soweit eine entsprechende Zugehörigkeit gegeben ist. Bezogen auf eine spezifische Lebenswelt oder eine Gruppe von Individuen ist der Begriff demnach die Referenzgröße ihres Bedeutungs- und/oder Orientierungssystems.[64]

Religion, Spiritualität und auch Kultur sind dabei nach Bein besonders geeignet, um die Lebenswirklichkeit und -wahrnehmung einer Person zu formen bzw. mit einer spezifischen Bedeutung zu versehen, was der eigentlichen Bedeutung bzw. Funktion von Religion, aber eben auch Kultur entspricht. Dies schließt auch die individuelle Auffassung von Krankheit und Gesundheit ein bzw. betrifft neben Tod, Sterben und dem Umgang damit auch das Empfinden von Moral, physischer Identität, Schmerzen, Sozialität und Familiengefüge.[65] Für die o. g. Zielgruppe werden diese Punkte nachfolgend expliziert.

Religion, Spiritualität und Kultur stehen teils in Wechselwirkung. Ihre gemeinsame und wesentliche Bedeutung beim Umgang mit Schwerkranken bei akut stationärer Pflege und Versorgung ist daher evident (s. Abb. 1).[66]

---

[62] Vgl. Bein (2015), S. 562.
[63] Vgl. Köck & Murtaza (2009), S. 59.
[64] Vgl. Arbeitskreis Charta für kultursensible Pflege (2002), S. 18.
[65] Vgl. Bein (2015), S. 563.
[66] Vgl. ebd.

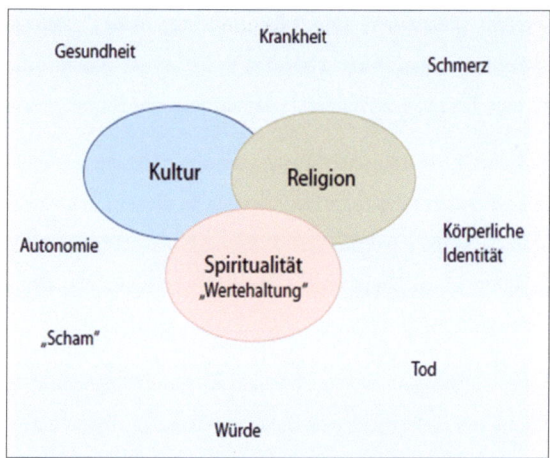

Abbildung 1: Interkulturelle Kompetenz. Umgang mit Fremdheit in der Intensivmedizin[67]

Für Migranten in Deutschland gewährleistet Religion Orientierung und Stabilität angesichts fremder Umwelt- und Sozialfaktoren bzw. bietet die Teilhabe an einer etablierten Praxis innerhalb der Gesellschaft.[68] Dahin gehend erfüllt Religion (konkret: der Islam) zugleich die Funktion einer kulturellen Identitätsbasis wie auch eines Leitbilds zur Gestaltung des persönlichen Lebensplans – bewusst neben statt innerhalb der nicht muslimischen Mehrheit der Gesellschaft.[69]

Auch innerhalb der muslimischen Religion dient die jeweils gelebte Kultur als überlagerndes Charakteristikum zum Verständnis des Islams – beeinflusst von den zeitlichen und umfassenden Rahmenbedingungen im Aufenthaltsland bzw. in der aufnehmenden Mehrheitsgesellschaft. Dies weist dem Begriff „Islam" eine religionskulturelle Qualität zu, die ihn von der reinen Kategorie einer Religion absetzt, da diese wiederum als Untergröße des Kulturbegriffs verstanden werden muss.[70]

Eindeutige Verhaltensmaßregeln und Normen sind dessen ungeachtet Teil der meisten und dahin gehend gezielt strukturierten Lebensbereiche Islamgläubiger, wiewohl kulturell bedingt unterschiedliche Vorstellungen bestehen.[71] Eine Identität von Kultur

---

[67] Ebd.
[68] Vgl. Bourdieu (1987,1993), zit. in Wunn (2011), S. 143.
[69] Vgl. Khoury (2001), zit. in ebd.
[70] Vgl. Köck & Murtaza (2009), S. 71.
[71] Vgl. Bose & Terpstra (2012), S. 98.

17

und Religion besteht gleichwohl auch hier eindeutig nicht.[72] Entsprechend können praktizierende Muslime oftmals nicht zwischen Religion und Kultur differenzieren bzw. weisen nicht mit dem Islam zu verbindende Traditionen wiederholt ebendiesem zu.[73]

Gegen Ende des Lebens hat Religion für muslimische Menschen zumeist große Bedeutung, was oft mit erhöhtem religiösen Bewusstsein in dieser Lebensphase einhergeht.[74] Geborgenheit und Sicherheit werden bei Wunn als wesentliche und positiv besetzte Aspekte von Religion identifiziert, sofern Betroffene Situationen extremer Beanspruchung ausgesetzt sind.[75]

Den Übergang des Gläubigen in das Jenseits zu ermöglichen und entsprechend zu begreifen, statt lediglich nicht mehr zu existieren, ist der profunde Zweck aller Religionen. Die mögliche Furcht vor dem Sterben bzw. dem Tod zu mindern und die Religion spätestens im Sterben als Quelle der Kraft und Zuversicht anzunehmen, ist die religiöse Motivation zahlreicher Menschen.[76] Diesen auch auf die Lebensführung in Zeiten der Gesundheit und Krankheit zu erweiternden Zweck des Glaubens konnte die Religionspsychologie wiederholt nachweisen.[77]

Auch die Vielfalt der Religionsformen, welche entgegen der landläufigen Auffassung auch im Islam sehr groß ist, ist dahin gehend zu berücksichtigen. Daher können sich sowohl nicht religiöse als auch religiöse Personen dem Islam zugehörig fühlen.[78]

Entsprechend bestehen zahlreiche individuelle Unterschiede bei der Ausübung islamischer Pflichten bzw. es ist eine bedeutende Vielfalt an individueller Religiosität oder auch der gefühlten Zugehörigkeit zum Islam anzutreffen. Daraus abzuleitende, angemessen differenzierte Schwerpunkte und Vorgaben sind folglich auch und gerade für die Praxis der Pflege zu berücksichtigen.[79]

---

[72] Vgl. Körtner (2009), S. 231.
[73] Vgl. Köck & Murtaza (2009), S. 71.
[74] Vgl. ebd., S. 34.
[75] Vgl. Wunn (2006), S. 126.
[76] Vgl. Urban (2014), S. 11.
[77] Vgl. Utsch (2005, 2008), zit. in Charbonnier (2014), S. 133.
[78] Vgl. Ilkilic (2008a), S. 225.
[79] Vgl. David & Ilkilic (2010), S. 53.

# 4 Vorstellung über Sterben, Gesundheit und Krankheit in islamischen Kulturen

Islamisch geprägte Kulturen verfügen über klare Auffassungen zu Aspekten des Sterbens, der Erkrankung und der Gesundheit. Das vorliegende Kapitel widmet sich deren Darstellung. Aspekte, die ausschließlich die o. g. Zielgruppe betreffen, werden dabei gesondert genannt. Pflegekräfte sind in diesem Zusammenhang meist mit konkreten Vorstellungen und Erwartungen zum Umgang mit Tod, Sterben, Leiden, Krankheit und Gesundheit konfrontiert, welche für eine erfolgreiche Betreuung von hoher Bedeutung sind.[80]

## 4.1 „Prüfung Gottes" – Das Gesundheits- und Krankheitsverständnis

Gesundheit und Krankheit werden kulturspezifisch höchst unterschiedlich betrachtet; Heilungs- und Kulturpraktiken, Schwerpunkte des Glaubens sowie die vorherrschenden Traditionen bestimmen dabei wesentlich den Umgang mit bzw. die Wahrnehmung der Krankheit.[81]

Basiskenntnisse zum islamischen Glauben bzw. zu dessen praktischen Erfordernissen bei Krankheiten sind in diesen Fällen seitens des involvierten Krankenhauspersonals vonnöten, damit eventuell auftretende Schwierigkeiten in der Pflege angemessen bearbeitet und gelöst werden können.[82] Die im Islam als gottgegeben geltende Gesundheit wird dort hochgeschätzt.[83] Ein gesunder Geist und Körper sind nicht selten erforderlich, um sozialen wie auch religiösen Verpflichtungen zu entsprechen, was Muslime im Prinzip zu lebenslangem Gesundheitsbewusstsein und entsprechendem Lebenswandel verpflichtet.[84]

Nach David und Ilkilic ist ein Muslim demnach gehalten, in Verantwortung gegenüber Gott angesichts des Geschenks der Gesundheit hygienische und, falls nötig, auch medizinische Maßnahmen zu ergreifen, damit die eigene Gesundheit erhalten bzw. restauriert wird.[85] Gesundheit ist nach dieser Lesart eine Gottesgabe, die dem Gläubigen

---

[80] Vgl. Malin (2010), S. 12.
[81] Vgl. Jundt & Friese (2006), S. 900.
[82] Vgl. David & Ilkilic (2010), S. 53.
[83] Vgl. Ilkilic (2008a), S. 222.
[84] Vgl. David & Ilkilic (2010), S. 53.
[85] Vgl. ebd., S. 54.

19

vertrauensvoll überlassen wurde und zugleich dessen individuelle Verantwortung gegenüber ihrem Erhalt begründet.[86]

Krankheit und krankheitsbedingte Leiden sind entsprechend als göttliche Prüfung zu werten, die geduldig und unnachgiebig ertragen werden müssen. Sie können auch als mahnende Gottesstrafe angesichts verübter Sünden interpretiert werden. Auch dies erfordert eine Bestärkung im Glauben sowie Bußhandlungen des Betroffenen.[87] Gemäß dem Koran werden Geduld wie auch Glaubensfestigkeit durch eine Krankheit einer Prüfung unterzogen.[88]

Stange-Budumlu sieht bei diesem religiös motivierten Verständnis von Krankheiten auch und gerade bei türkischen Betroffenen häufig passives Erdulden, denn diese sind nicht gewillt, die Optionen initiativer Krankheitsbewältigung voll auszuschöpfen.[89] Das Prinzip des „Qadar-Glaubens" wird derweil nach Kizilhan als Ergänzung der Vorherbestimmung durch Islamgelehrte gewertet. Demnach sind Gebrechen zwar der Wille Gottes, aber dennoch offen für Heilungsmaßnahmen, die anzugehen der Erkrankte gleichsam verpflichtet ist.[90]

Migranten und Deutsche unterscheiden sich demnach kulturbedingt in ihren Auffassungen der Prinzipien von Krankheit und Gesundheit. Herrscht bei Deutschen die wissenschaftlich-medizinische Perspektive vor, stützen sich die Erklärungsmodelle von Migranten vermehrt auf Ganzheitlichkeit in Verbindung mit religiösen Aspekten.[91]

Hinsichtlich der Pflege ist die Kenntnis dieser Unterschiede bei der Behandlung von Sterbenden mit Migrationshintergrund enorm wichtig für die Pflegekräfte. Einer der Hauptgründe hierfür ist neben der begründenden Qualität dieser Auffassung auch die teils sehr klare Ableitung von Handlungsmöglichkeiten.[92] Die kulturspezifische Herangehensweise an Tod, Sterben und Leiden bzw. die religiöse Disposition eines Sterbenden nimmt nach Malin Einfluss auf dessen Leidensfähigkeit bzw. liefert Leitbilder für ein „gutes" Sterben.[93]

---

[86] Vgl. Ilkilic (2008a), S. 222.
[87] Vgl. Zentralrat der Muslime (2013), S. 2.
[88] Vgl. Jundt & Friese (2006), S. 900.
[89] Vgl. Stange-Budumlu (2005), S. 22.
[90] Vgl. Ilkilic (2002), zit. in Kizilhan (2015), S. 426.
[91] Vgl. Malin (2010), S. 12.
[92] Vgl. ebd.
[93] Vgl. ebd.

Pflegekräfte müssen entsprechend über ein angemessen breites Wissen zu Religion und Kultur bzw. sich daraus ergebenden Befindlichkeiten der Patienten verfügen. Nur so lassen sich die notwendigen Maßnahmen zur angemessenen Pflege ebendiesen religiös-kulturellen Pflicht- und Normvorstellungen angleichen, damit ein würdevolles Sterben möglich wird.[94]

## 4.2 Das Schmerzverhalten und Umgang mit Medikation

Die familiäre Sozialisation und persönliche Biografie haben Einfluss auf Schmerz und schmerzbedingtes Verhalten jedes Menschen. Im Hinblick darauf werden sowohl eine Diagnose als auch die Pflege vor eine Herausforderung gestellt, die oft von einer großen Unsicherheit geprägt ist.[95]

Die soziale Funktion übertriebener Schmerzbekundungen bei muslimischen Betroffenen liegt nach Frattner et al. vornehmlich darin, den Fokus der anderen Familienmitglieder auf den Leidenden zu lenken.[96] Mimischer und gestischer Schmerzausdruck ist dementsprechend bei türkischstämmigen Patienten häufig anzutreffen, was deren Bekundungen nach hiesigem Verständnis im Sinne des Befunds „Morbus Bosporus" eine übertrieben theatralische Qualität zuweist. Betroffene zielen jedoch darauf ab, den eigenen Schmerz für Umstehende erfahrbar zu gestalten.[97]

Missverständnisse beim Ausdruck des Schmerzverhaltens sind gerade bei Türkisch-stämmigen aufgrund gewählter Organchiffren missverständlich („Ciğer" etwa, zu dt.: „Lunge", aber auch „Leber"), wird nicht selten in Verbindung mit zentralen seelischen Leiden benannt; auf diese Weise können Gebrechen, Schmerz oder Trauer Ausdruck finden.[98]

Die soziokulturelle Prägung in der Schmerzkommunikation hat bei Nahost- bzw. Mittelmeer-Migranten demnach oft die Funktion, seelische bzw. ganzheitliche Leiden auszudrücken, die gleichsam körperlich erfahren werden.[99] Diese besondere Wirklich-keit mit ihren subjektiven Unterschieden muss für einen sinnvollen und professionellen Kontakt mit entsprechenden Betroffenen mit Migrationshintergrund berücksichtigt

---

[94] Vgl. ebd.
[95] Vgl. Knabe & Weber (2011), S. 19.
[96] Vgl. Frattner et al. (2015), S. 8.
[97] Vgl. Stange- Budumlu (2005), S. 23.
[98] Vgl. ebd., S. 21.
[99] Vgl. Venkat & Söllner (2014), S. 35.

werden.[100] Das gegenwärtige soziale bzw. mentale Befinden des Patienten selbst, aber auch von dessen Familie wie auch eine Zusammenfassung des bislang im Rahmen der Migration Erlebten muss daher vom verantwortlichen Mediziner wenigstens teilweise geklärt werden, um eine taugliche Patientenbeziehung aufzubauen.[101]

Um den oft vorhandenen Ethnozentrismus zu umgehen, sind nach Hüper und Kerkow-Weil die Anpassung der eigenen Einstellung und ausreichendes Reflexionsvermögen der Pflegekräfte unabdingbar, um das Erleben des Schmerzes der Betroffenen besser nachvollziehbar zu machen; dies schließt ethische, personale, soziale, methodische und fachliche Differenzierungen ein (transkulturelle Schmerzkompetenz).[102]

*„Wenn ich krank bin, so heilt Gott (Er) mich.“[103]*

Dieser Passus drückt aus, dass Gott gegen alle Krankheiten ein passendes Mittel erschaffen hat, was ihn zum eigentlichen Heiler macht, wie Islamgelehrte bzw. -mediziner oft betonen.[104] Der *Hadith* (Überlieferungs)-Vers *„Lasst euch behandeln! Denn Gott hat – außer dem Tod und dem Älterwerden – für alle anderen Krankheiten ein Heilmittel herabgesandt“*[105], welcher dem Propheten Muhammad zugeschrieben wird, belegt evident die muslimische Pflicht, die Behandlung einer Krankheit zuzulassen.[106]

Obgleich darum bemüht, entsprechende Vorschriften zu berücksichtigen, stellt die Medikamentengabe in hiesigen Krankenhäusern Muslime nicht selten vor Probleme.[107] So ist im Islam der Genuss von Alkohol bzw. Rauschsubstanzen und Schweinefleisch untersagt.[108] Da jedoch Spuren oder Teile entsprechender Substanzen in manchen Medikamenten enthalten sind, beeinflusst diese Regel die aktive Therapierung mit Arzneien insbesondere bei strenggläubigen Muslimen.[109] Bestehen jedoch keine Alternativen zur Einnahme eines unentbehrlichen Medikaments, kann dahin gehend der Grundsatz „Not bricht Gebot“ geltend gemacht werden, sodass auch muslimische

---

[100] Vgl. ebd., S. 36.
[101] Vgl. ebd.
[102] Vgl. Hüper & Kerkow-Weil (2007), S. 556.
[103] Koran 26/80.
[104] Vgl. Takim (2006), S. 8.
[105] Ates, (1997-2003), S. 472, zit. in ebd.
[106] Vgl. Götz (2010), S. 10.
[107] Vgl. Urban (2013), S. 8.
[108] Vgl. ebd. (2014), S. 60 f.
[109] Vgl. ebd.

Patienten derartige Medikamente einnehmen dürfen.[110] Ausreichend tiefe Kenntnisse zu diesen und verwandten Problemen bzw. zu geeigneten Alternativbehandlungen bei Muslimen sind daher unverzichtbar für das medizinische und das Pflegepersonal; nur so kann eine Vertrauensbeziehung zum Patienten aufrechterhalten und eine sinnvolle Arzneitherapie durchgeführt werden.[111]

## 4.3 Exkurs: Der Hodscha als „Traditioneller Heiler"

„Hodschas" bzw. traditionelle Heiler auch ohne theologische Hintergründe können konsultiert werden, falls die zunächst angezeigten medizinischen Therapiemaßnahmen keine Wirkung zeigen.[112] Zu den von Muslimen akzeptierten Praktiken eines Hodschas zählen etwa das Notieren von Versen aus dem Koran zum äußeren Anbringen an der Kleidung des Erkrankten, um dessen Genesung herbeizuführen, aber auch Verkauf bzw. die Präskription von Heilkräutern zur Einnahme unter bestimmten Bedingungen.[113] Verständnis und Bewältigung von Krankheiten werden damit nach Kizilhan auch durch Glaubenspraktiken, ergänzt durch traditionelle Heilkunde, ermöglicht.[114] Menschen ohne einen Glauben bzw. vorgelebte religiöse Modelle bewältigen Krankheiten gegenüber Gläubigen nachweislich schlechter, wie Studien belegen.[115]

## 4.4 „Jede Seele wird den Tod Kosten"[116] – Jenseitsvorstellungen

Den Übergang in die jenseitige Welt markiert für alle Religionen der Moment des Todes, was somit nicht mit dem Existenzende gleichzusetzen ist.[117] Als maßgebliche Quelle des islamischen Glaubens umschreibt der Koran dies wie folgt:

> *„Jeder wird den Tod erleiden. Euch wird euer Lohn am Tag der Auferstehung voll erstattet. Wer vom Feuer weggerückt und ins Paradies geführt wird, der hat das Ziel erreicht."[118]*

---

[110] Vgl. ebd. (2013), S. 8.
[111] Vgl. ebd. (2014), S. 61.
[112] Vgl. David & Ilkilic (2010), S. 54.
[113] Vgl. ebd.
[114] Vgl. Agorastos (2011), zit. in Kizilhan (2015), S. 426.
[115] Vgl. Mueller et al. (2001), zit. in Bein (2015), S. 563.
[116] Koran 3/185.
[117] Vgl. Urban (2014), S. 11.
[118] Koran 3/185.

Jüngstes Gericht, Wiederauferstehung und Jenseitsglaube sind essenzielle Bestandteile des islamischen Glaubens. Für Muslime sind sie daher maßgebliche Referenzpunkte ihrer Einstellung zu Tod, Leben und Lebenswandel.[119]

*„Der Tod, dessen Zeitpunkt (adschal) von Gott festgesetzt ist, ist nicht etwa die Folge einer Sünde, sondern Heimkehr zum Schöpfer."*[120]

In dieser Hinsicht sind auch „Qadar" bzw. der Schicksalsglaube, die Annahme einer göttlichen Führung und der Glaube an die Vorherbestimmung des Todeszeitpunkts durch Gott als islamische Prinzipien im Glauben praktizierender Muslime verankert.[121]

Ein gläubiger Muslim kann demnach Stärke und Geduld aus seinem Glauben beziehen, falls er sich Problemen bzw. Konflikten gegenübersieht: Gottes Ratschluss als Ursache von Situationen anzuerkennen, die nicht zu beeinflussen sind, hat zur Folge, dass sich Verzweiflung weniger leicht einstellt.[122] Dieses Gottvertrauen („Tawakkul") ist für Muslime eine bedeutende spirituelle Ressource.[123]

Stirbt ein Mensch, wird dessen Seele nach islamischer Auffassung im Moment des Todes durch Azrail, den Todesengel, bis zum Jüngsten Gericht bzw. „Yaum al Qiyama" von seinem Körper getrennt. Die anschließende Befragung der Seele im Grab entscheidet darüber, ob sie bis zum Auferstehungstag voller Angst oder voller Gelassenheit verharrt.[124]

Muslime glauben, dass die Welt und ihre Wesen am Jüngsten Tag ihr Ende finden werden. Dabei wird zunächst alles Bestehende vernichtet. Dann werden die Menschen zum Leben erweckt und in der „Hashr" (Versammlung der Toten) vor Gott gebracht. Lohn oder Strafe jedes Einzelnen wird sodann mittels einer „himmlischen Waage", die die Taten im Leben wiegt, ermittelt.[125]

---

[119] Vgl. ebd., S. 19 f.; Ilkilic (2005), S. 48.
[120] Ilkilic (2008a), S. 222.
[121] Vgl. Ilmihal, (o. J.), S. 54.
[122] Vgl. Ilkilic (2002), S. 26.
[123] Vgl. ebd., S. 23 f.
[124] Vgl. Ilkilic (2005), S. 48.
[125] Vgl. ebd.

Wie dargelegt, hat dieses Prinzip im Glauben von Muslimen direkten Einfluss auf ihre Lebenswelt bzw. ihr Verhalten und ist keineswegs isoliert oder theoretisch zu betrachten, was eine entsprechende Werteprägung und daraus abgeleitete Bedürfnisse und Vorstellungen zum Erleben von Sterben und Tod nach sich zieht.[126]

---

[126] Vgl. Ilkilic (2008a), S. 222 f.

# 5 Der sterbende türkisch-muslimische Patient im deutschen Krankenhaus

Die teils unterschiedlichen Kulturen und Traditionen von Trauer und Sterben von Muslimen überfordern zunehmend mehr Medizin- und Pflegefachkräfte in deutschen Krankenhäusern.[127] Konkrete Rituale bzw. religiöse Eigenheiten Sterbender türkisch-muslimischer Herkunft bei Begleitung und Pflege sollen daher im vorliegenden Abschnitt thematisiert werden, was auch eine Darstellung möglicher Problem- bzw. Konfliktmomente einschließt und ggf. geeignete Handlungsoptionen aufzeigen soll. Hier bzw. am Kapitelende sollen die notwendigen Kompetenzen und Fertigkeiten gebündelt werden, soweit diese für das verantwortliche Pflegepersonal zu berücksichtigen sind.

## 5.1 Zur Kultursensibilität der deutschen Krankenhäuser

Kulturelle Sensibilität ist auch in deutschen Krankenhäusern vermehrt vonnöten, da sich die BRD einer kontinuierlich steigenden Migrantenzahl gegenübersieht.[128] Der Begriff der „Kultursensibilität" soll daher in diesem Kontext gesondert betrachtet werden: Er umfasst eine sog. kultursensible Patientenversorgung und geht dabei auf religiöse, kulturelle und sprachliche Erfordernisse der Pflege und Behandlung entsprechender Betroffener ein.[129]

Zu dieser spezifischen Thematik existieren bundesweit bereits mehrere wissenschaftliche Studien und Veröffentlichungen, einige diese werden im Folgenden veranschaulicht. In größerem Umfang wurde dies erstmals im Rahmen einer DKI- (Deutsches Krankenhausinstitut)-Basisbefragung in einer Reihe von Krankenhäusern in NRW erfasst,[130] welche im Ganzen sehr heterogene Befunde zeigte bzw. in unterschiedlichen Einrichtungen im Bundesland sowohl positive Ansätze als auch bestehende Reserven zur aktiven Kultursensibilität enthüllte.[131]

Im Ganzen bescheinigen die Resultate dieser Erhebung, dass die medizinischen Einrichtungen in Nordrhein-Westfalen Kultursensibilität als Priorität erkannt haben und

---

[127] Vgl. Balikci (2010), S. 720.
[128] Vgl. Blum & Steffen (2015), Abstract.
[129] Vgl. ebd.
[130] Vgl. Blum & Steffen (2015), Abstract.
[131] Vgl. Blum et al. (2012), S. 75 f.

Maßnahmen angehen, um eine auch für Migranten angemessene Behandlung und Versorgung zu gewährleisten.[132]

Türkischstämmige Stationspatienten wurden derweil im Rahmen einer Untersuchung zur empfundenen Kultursensibilität bei dieser Behandlungsgruppe als Querschnittstudie beleuchtet. Als potenzielle Wirkungsbereiche entsprechender Sensibilität identifizierten und untersuchten die Autoren dabei die Aspekte „geschlechtsspezifische Behandlung", „Ernährung" und „Religionsausübung" innerhalb des Krankenhausbetriebs,[133] was im Ganzen zunächst eine hohe Bedeutung der Einhaltung bzw. Ausübung religiöser Vorschriften und Verpflichtungen für die genannte Untersuchungsgruppe aufzeigte. Dies deckt sich lt. Giese et al. mit früheren Erhebungen. Türkischstämmige Muslime fühlten sich dahin gehend, soweit es die Befragten dieser Studie betrifft, vom involvierten Krankenhauspersonal in ihrer Religion hinreichend akzeptiert, was als erfreulich eingestuft wurde.[134]

Eine weitere Studie zu muslimischen Patienten zeigte indessen beträchtliche Kenntnislücken bei den beteiligten Krankenhausmitarbeitern auf, soweit es relevante islamische Glaubensvorschriften betrifft. Diese Rückstände könnten im Rahmen angemessener Coachings aufgeholt werden.[135]

Es bestehen also derzeit keine flächendeckenden Kenntnisse zum effektiven Kultursensibilitätsgrad in hiesigen Krankenhäusern. Demgegenüber steht die hierzulande geltende Verpflichtung von Krankenhäusern, die praktizierten Leistungen in Einklang mit aktuellen wissenschaftlichen Forschungsergebnissen bzw. in der fachlich angezeigten Güte zu erbringen.[136]

*„Migranten haben Anspruch darauf, genauso gut versorgt zu werden, wie ihre deutschen Mitpatienten"*[137]

---

[132] Vgl. ebd. S. 76.
[133] Vgl. Giese et al. (2015), S. 110.
[134] Vgl. ebd.
[135] Vgl. Kronenthaler et al. (2014), S. 9.
[136] Vgl. Giese et al. (2015), S. 110; Reinecke (2015), S. 12.
[137] Bundesweiter Arbeitskreis Migration und öffentliche Gesundheit (2009).

## 5.2 Religiöse Pflegebedürfnisse am Lebensende von muslimischen Patienten

Dem Bedürfnis unheilbar Kranker nach einem Tod im eigenen Zuhause nachzukommen, kann in den meisten Fällen mangels entsprechender Betreuungsmöglichkeiten außerhalb der medizinischen Einrichtung nicht entsprochen werden.[138] Krankenhäuser, deren erklärter Fokus die Pflege und Heilung Erkrankter ist, sind jedoch nicht auf dauerhafte Hospizleistungen eingerichtet, obgleich hier zahlreiche unheilbar Erkrankte auf den Tod warten oder sterben.[139]

Dieses Defizit ist mitverantwortlich für den vergleichsweise schlechten Ruf bei der entsprechenden Patientenbetreuung in Krankenhäusern. Behandelte wie auch deren Verwandte klagen über mangelhafte persönliche Betreuung bzw. mangelhafte Pflegebeziehungen sowie unzureichende strukturorganisatorische Gesamtbedingungen.[140]

Die Mehrzahl der 4.000 jährlich in der BRD sterbenden Muslime erlebt den Tod in einem Krankenhaus.[141] Nicht zuletzt deshalb ist nach Malin dieser finale Lebensabschnitt mit besonderer Sensibilität für religiös-sozial-kulturelle Aspekte zu gestalten. In dieser Hinsicht muss auch die spirituelle Bedeutung eines Todes inmitten kulturell Fremder und in einem fremden Land näher betrachtet werden.[142] Die mögliche Furcht vor dem Sterben bzw. dem Tod zu mindern und die Religion spätestens im Sterben als Quelle der Kraft und Zuversicht anzunehmen, ist die religiöse Motivation zahlreicher Menschen und zugleich ein wesentlicher Zweck derselben.[143]

Raum für besondere religiöse Bedürfnisse zu gewährleisten, ist daher für das Pflegepersonal im Krankenhaus von großer Bedeutung.[144] Zum Zwecke der Glaubensentfaltung und der Stärkung einer inneren Gottesbeziehung ist es für Muslime laut Ilkilic wichtig, den religiösen Pflichten und Erfordernissen gemäß den eigenen Glauben praktizieren zu können.[145]

---

[138] Vgl. Karlsen & Adington-Hall (1998), Pritchard et al. (1998), zit. in Spichiger (2007), S. 458.
[139] Vgl. ebd.
[140] Vgl. Andershed & Ternestedt (1998), Curtis et al. (2001), zit. in ebd.
[141] Vgl. Ilkilic (2008a), S. 226.
[142] Vgl. Malin (2010), S. 10.
[143] Vgl. Urban (2014), S. 11.
[144] Vgl. Elsdörfer (2011), S. 128.
[145] Vgl. Ilkilic (2007), S. 1588.

Den Tod als Übergang zwischen zwei Wohnstätten zu sehen, ist dahin gehend aus dem Blickwinkel praktizierender bzw. gläubiger sterbender Muslime, deren Gottesbeziehung auch den Grundsatz einer Glückseligkeit in beiden Wohnstätten (Diesseits und Jenseits) einschließt, zu berücksichtigen.[146] Die damit verbundenen Pflichten und Rituale des Islams sind für einen sterbenden Muslim, soweit gesundheitlich möglich, auszuüben.[147]

Hierfür ist seitens des Personals entsprechendes hermeneutisches Können vonnöten, gepaart mit interkulturellem Respekt innerhalb einer multikulturellen Gesellschaft, so Körtner, da auch diesbezügliche Pflege- und Medizinkonzepte einer näher zusammen-rückenden Welt mit der Überzeugung einhergehen müssen, dass es eine Reihe von Kernüberzeugungen moralischer Natur gibt, die interkulturell unterschiedlich ausfallen können.[148]

## 5.2.1 Islamische Speisevorschriften

Essen und Essensbestandteile werden im Islam nach klaren Vorschriften in unerlaubte bzw. „haram"- sowie erlaubte bzw. „halal"-Speisen geschieden. Alle durch die Schwei-neschlachtung verfügbaren Tierprodukte wie auch Alkoholgenuss sind Muslimen in diesem Zusammenhang klar untersagt.[149]

Angehörige sterbender Muslime haben in der Regel großes Interesse daran, deren Ernährung selbst zu übernehmen, so Urban. Deren Integration in diese konkrete Pflegesituation kann wertvoll sein, weil den o. g. Patientenerfordernissen durch regulä-res Pflegepersonal bzw. durch die entsprechenden Institutionen nur mit großem Mehr-aufwand entsprochen werden kann.[150]

Stange-Budumlu ergänzt zu dieser stärkeren Familienbeteiligung an der Versorgung des Betroffenen, dass ebendies gerade in der Türkei bei stationär zu Pflegenden nicht unbekannt bzw. üblich sei, ergänzt durch die Tatsache, dass dem vom Krankenhaus Angebotenen gelegentlich mit Misstrauen begegnet wird.[151] Die so mitgebrachten Nahrungsmittel sollten lt. Zielke-Nadkarni in jedem Fall durch die Krankenhausleitung geduldet werden, da die Einhaltung der Vorschriften zur Nahrungsaufnahme gerade für

---

[146] Vgl. Elsdörfer (2011), S. 128.
[147] Vgl. ebd.
[148] Vgl. Körtner (2007), S. 184.
[149] Vgl. Elsdörfer (2011), S. 128.
[150] Vgl. Urban (2013), S. 10.
[151] Vgl. Stange-Budumlu (2005), S. 23.

sterbende Muslime von sehr großer Bedeutung sei und ein Krankenhaus dem im Normalfall nicht zuverlässig nachkommen könne.[152]

Für die o. g. Zielgruppe der türkischstämmigen Muslime konnten Giese et al. ebendies bei einer Querschnittstudie nachweisen. Die Situation könnte bspw. durch eine türkischsprachige Nahrungsmittelkennzeichnung oder besondere Speisepläne ohne viel zusätzlichen Aufwand optimiert werden.[153]

### 5.2.2 Reinheitsvorstellung

Der Islam kennt, wie für praktisch alle Lebenssituationen, auch für die tägliche Körperhygiene konkrete Vorschriften, wobei rituelle Waschungen einen Sonderfall darstellen,[154] da der Glaube hier die Einheit einer reinen Seele und eines reinen Leibes erfordert.[155] Muslime verbinden eine besondere Bedeutung mit dieser speziellen Waschung und sind dahin gehend bemüht, alles Unreine abzuwaschen, welches sich am Herzen sammeln könnte, um symbolisch äußere und innere Reinheit herzustellen.[156]

Physische Sauberkeit ist demnach mitnichten das vordergründige Ziel der rituellen Waschung – vielmehr zielt sie darauf ab, im Gebet die Begegnung mit zu ermöglichen.[157] Auch die tägliche Koranrezitation und das Pflichtgebet werden erst nach einer solchen Waschung ausgeführt. Insbesondere im Krankheitsfall ist diese Vorschrift zu beachten.[158] „Tayammum" bzw. eine symbolische Waschung mittels Steinen oder Sand kann vorgenommen werden, sofern die Waschung mit Wasser gesundheitsbedingt undurchführbar ist, umgesetzt in der rituellen Berührung einer Raumwand, um der Reinigungsvorschrift zu genügen.[159] Eine reguläre Reinigung mittels eines Lappens im Krankenhaus kann diesen rituellen Akt in keinem Fall ersetzen.[160]

Finden diese körperhygienischen Bedürfnisse auch bei Sterbenden Berücksichtigung durch die Pflegekräfte, ist dies für Betroffene i. d. R. ein willkommener und hilfreicher Beistand. Es gilt zu beachten, dass diese Waschungen von Muslimen fließendes Wasser

---

[152] Vgl. Zielke-Nadkarni et al. (2011), zit. in Zielke-Nadkarni (o. J.), S. 22.
[153] Vgl. Giese et al. (2015), S. 110.
[154] Vgl. Bose & Terpstra (2012), S. 31.
[155] Vgl. Urban (2014), S. 57.
[156] Vgl. Weintritt (2012), S. 275.
[157] Vgl. Bose & Terpstra (2012), S. 31.
[158] Vgl. Urban (2014), S. 57.
[159] Vgl. Neuberger (2009), S. 49; Bose & Terpstra (2012), S. 31.
[160] Vgl. Hax-Schoppenhorst & Jünger (2010), S. 76.

erfordern, da nur dieses nach dem islamischen Glauben die beabsichtigte Art der Reinigung ermöglicht. Zudem ist für die Pflegehandlung eine Person des gleichen Geschlechts erforderlich. Kann dies nicht gewährleistet werden, ist wiederum die Hilfe von Angehörigen bei der körperlichen Hygiene des Patienten zu bevorzugen.[161]

Die angestrebte Reinheit eines sterbenden Muslims hängt mit dessen Wunsch zusammen, das Paradies zu erreichen, was ausgeschlossen ist, sofern er im Tode unrein war.[162]

### 5.2.3 Intimität und Sittsamkeit

Die physische Unversehrtheit bzw. Intimität ist für Muslime mit einem intensiven Gefühl der Scham besetzt, woraus sich alltagsrelevante wie auch moralische Ableitungen ergeben, wie etwa das Bedürfnis, den eigenen Körper auf eine spezifische Weise zu bedecken, in bestimmten Situationen Augen- bzw. Körperkontakt zu vermeiden, vor allem gegenüber andersgeschlechtlichen und nicht verheirateten Personen, die nicht zur Familie gehören.[163] Diese Art der Kontaktvermeidung aber ist bei der Pflege in einem hiesigen Krankenhaus schon allein bei der körperlichen Anamnese nicht zu vermeiden.[164]

Giese et al. befragten türkischstämmige Muslime in diesem Umfeld hinsichtlich der o. g. Behandlungssituation; das Gros der betreuten Muslimas bevorzugt demnach in der Tat ausdrücklich eine Betreuung durch eine Frau. Es überraschte derweil, dass dies umgekehrt auch auf befragte männliche Muslime zutraf, welche ihrerseits Männer als medizinisch bzw. pflegerisch Behandelnde wünschen.[165]

Dieser Sittsamkeitsanspruch von Muslimen bedeutet u. U. beträchtliche Probleme bzw. birgt in einem Krankenhaus Konfliktpotenzial, denn nicht immer kann dem – zumeist aufgrund fehlender personeller Ressourcen – zur Zufriedenheit des Patienten entsprochen werden.[166] Es kann jedoch eine enorme Belastung für Sterbende muslimischen Glaubens bzw. deren Verwandte bedeuten, wenn die Religionsausübung durch Befolgen der rituellen Vorschriften nicht möglich ist.[167] Muslime, so Ilkilic, würden dies als

---

[161] Vgl. Bose & Terpstra (2012), S. 35; Tayeb et al. (2010), S. 48.
[162] Vgl. Zielke-Nadkarni (2009), S. 225.
[163] Vgl. David & Ilkilic (2010), S. 56.
[164] Vgl. Frattner et al. (2015), S. 8.
[165] Vgl. Giese et al. (2015), S. 110.
[166] Vgl. Neuberger (2009), S. 51.
[167] Vgl. Steudter (2014), S. 50f.

Respektlosigkeit bzw. als sittenlose Missachtung und Intimitätsverletzung werten, was zu teils beträchtlichem Unwohlsein führen könne.[168]

## 5.3 Zur Wichtigkeit der Religionsausübung im Krankenhaus

Giese et al. ermittelten, dass gerade unter türkischstämmigen Muslimen als Patienten im Krankenhaus besonderer Wert auf die Ausübung religiöser Pflichten gelegt werde. Diesem religiösen Weltsichtaspekt der o. g. Zielgruppe sollte daher durch die involvierten Pflegefachkräfte entsprechend hohe Bedeutung beigemessen werden.[169]

Alle Muslime streben danach, Gottes Wohlgefallen durch ein Leben nach den Vorschriften des Islams zu erreichen, zuvorderst mit Blick auf das Fasten während des Ramadan, die Gabe von Almosen, die Wallfahrt nach Mekka, die täglichen Gebete und das Bekenntnis zum islamischen Glauben – die 5 Säulen des Islams also.[170]

Hält sich ein gläubiger Muslim als Patient in einem Krankenhaus auf, erfordert dies von ihm vor allem ein unmissverständliches Glaubensbekenntnis, das fünfmalige Gebet und die dem jeweils vorausgehende Ritualwaschung, das Fasten im Ramadan sowie eine Ernährung gemäß den entsprechenden Vorschriften des Korans.[171] Um Kraft und innere Aufrichtung in schweren Zeiten zu gewinnen, wollen insbesondere sterbende oder schwer erkrankte Menschen muslimischen Glaubens diesen religiös motivierten Verpflichtungen nachkommen, wiewohl sie sich dabei meist in einem Krankenhaus befinden.[172]

### 5.3.1 Die Bedeutung des Gebetes am Lebensende

Sterbende, wiewohl dem Koran zufolge nicht mehr zum Gebet verpflichtet, sind nicht selten angesichts des nahenden Todes zumindest um eine rituelle Waschung bemüht bzw. wollen die nun nicht mehr notwendigen Gebete dennoch ausführen, um sich besser auf die Begegnung mit Gott vorzubereiten. Muslime schöpfen hieraus Kraft und

---

[168] Vgl. Ilkilic (2005), S. 31f.
[169] Vgl. Giese et al. (2015), S. 110.
[170] Vgl. Frattner et al. (2015), S. 7.
[171] Vgl. Reiss (2009), S. 184.
[172] Vgl. Urban (2014), S. 61.

Zuversicht, was offenkundig ein positiveres Empfinden und damit auch Erleben des Sterbens nach sich zieht.[173]

Die o. g. Gebete und rituellen Waschungen sollten nach muslimischem Glauben auf einem Teppich bzw. einem gereinigten Untergrund erfolgen. Der Blick des Betenden muss gen Mekka gerichtet sein. Sterbende, wiewohl frei von der Gebetspflicht, verrichten ihre Gebete dennoch zumeist sitzend oder liegend – eine besondere und im Islam zulässige Regelung für physisch behinderte Personen.[174]

Sich auf den nahenden Tod vorzubereiten, indem die Gebete pflichtgemäß verrichtet werden, entspricht dem tiefen religiösen Wunsch der allermeisten Muslime – nicht zuletzt, um letztmalig und abschließend Rechenschaft über die bislang verantworteten Taten im Leben abzulegen, Fehler in Erinnerung zu rufen, im Angesicht Gottes um Buße zu bitten und letztlich unmittelbar vor dem Tod Reinheit zu erlangen.[175]

Unterstützungsmöglichkeiten bei derlei Patientenwünschen innerhalb der täglichen Pflege werden in vom Gesundheitswesen veröffentlichten Hilfen zur Orientierung von Pflegefachkräften dargelegt. Dies schließt bspw. die Berücksichtigung der muslimischen Gebetszeiten oder Rücksprache zu den nächsten Abläufen im Prozess der Pflege ein, um die Ausübung der Patientenreligion zu ermöglichen bzw. ein Bewusstsein und/oder einen Vorbereitungsraum zu schaffen, soweit es die notwendigen Maßnahmen der Pflege bzw. medizinische Eingriffe angeht.[176] Einen störungsfrei nutzbaren Gebetsraum bereitzustellen, ist dahin gehend gleichfalls vorteilhaft, sofern operativ oder innerhalb der Einrichtung realisierbar. Andere Patienten in der Nähe sollten über die Bedeutung des muslimischen Gebets ins Bild gesetzt werden, um unerwünschten oder nicht angemessenen Situationen und Gefühlen vorzubeugen.[177]

Die damit einhergehende Verantwortung, religionsübergreifende Sensibilität zu beweisen, schließt auch das Respektieren und einen Umgang auf Augenhöhe mit anderweitig religiösen Patienten mit ein.[178]

---

[173] Vgl. ebd.; Ilkilic (2005), S. 28.
[174] Vgl. Schilder (2014), S. 238; Urban (2014), S. 62.
[175] Vgl. Haas et al. (2003), S. 8.
[176] Vgl. Ilkilic (2005), S. 29; Bose & Terpstra (2012), S. 32; Neuberger (2009), S. 49.
[177] Vgl. Neuberger (2009), S. 49.
[178] Vgl. Offermans (2010), S. 10.

### 5.3.2 Das Fasten im Ramadan – „als letzte Gelegenheit"

Das Fasten während des Ramadans ist eine bedeutende religiöse Vorschrift des Islams,[179] zu welcher der Koran jeden Muslim verpflichtet. Nahrung und Flüssigkeit dürfen in diesem Monat nur zwischen Sonnenuntergang und Dämmerung konsumiert werden. Auch eine Medikation ist dann nicht erlaubt. Muslime widmen sich gerade in dieser Zeit der Reinigung und der Rezitation aus dem Koran bzw. sind bestrebt, sich auf Gebete und ihren Glauben zu konzentrieren.[180]

Per Versvorschrift müssen Schwerkranke bzw. Sterbende das Fasten nicht praktizieren; gleichwohl sind sie es oft, die selbst angesichts ihrer gesundheitlichen Verfassung diese finale Gelegenheit nutzen möchten, um spirituelle Vollkommenheit zu erreichen. Daher rühren die besondere Bedeutung und die Gefühlsnähe des Ramadans für sterbende Muslime.[181] Pflege- und Medikations- bzw. Behandlungsbemühungen werden jedoch durch religiös motiviertes Fasten in einem Krankenhaus mögliche Therapieerfolge torpedieren.[182]

Türkischstämmige Muslime erhalten in derlei Fällen im Krankenhaus oft Besuch von einem Imam bzw. Vorbeter, der als Interpreter des Propheten mit den Vorschriften des Korans vertraut ist und sie im Zusammenhang mit der Situation des Gläubigen zu deuten weiß, was ihn zu einem relevanten Vermittler hinsichtlich religiöser Erfordernisse und Pflichten bei einem Krankenhausaufenthalt macht.[183]

Muslimen in stationärer Behandlung sollte dabei jedoch keinesfalls eine bestimmte Therapierichtung aufgedrängt werden. Diese Entscheidung ist vielmehr unvoreingenommen bzw. auf Grundlage des eigenen Gewissens sowie anhand sachgerechter Aufklärung zu den körperlichen, medizinischen und religiösen Konsequenzen der Behandlungsoptionen zu fällen.[184]

Da dieses Thema im Arbeitsalltag eines Krankenhauses zunehmend in den Blick rückt, sollten sich Pflegekräfte auch inhaltlich mit islamischen Religionsvorschriften beschäftigen bzw. dem Thema zunächst dessen hohe Bedeutung zugestehen. Transkulturell motiviertes Handeln des Pflegepersonals führt sodann mit hoher Wahrscheinlichkeit zu

---

[179] Vgl. Bose & Terspstra (2012), S. 28.
[180] Vgl. Neuberger (2009), S. 49; Bose & Terpstra (2012), S. 28.
[181] Vgl. Bose & Terpstra (2012), S. 28; Neuberger (2009), S. 49; Reiss (2009), S. 186.
[182] Vgl. Urban (2014), S. 60.
[183] Vgl. Bose & Terpstra (2012), S. 29.
[184] Vgl. Reiss (2009), S. 86.

einer verbesserten Pflegebeziehung und gegenseitiger Öffnung aufgrund des Abbaus von Fremdheit und gesteigerten gegenseitigen Respekts.[185]

## 5.4 „Das Problem ist nicht die Religion" – Herausforderungen im Pflegealltag

Verallgemeinernde Aussagen zu bestimmten Religionen wie auch kulturell-religiöse Identifikationen sind gleichwohl bei einer derartigen Betrachtung unzulässig: Ein typisch muslimischer oder christlicher Patient etwa kann nicht skizziert werden.[186] Ursachen von Anpassungsproblemen an einen Aufenthalt im Krankenhaus sind nach Körtner zumeist eher auf die Kultur denn auf die Religion eines Patienten zurückzuführen.[187]

Dies ist bedeutsam und betont zugleich die Wichtigkeit einer trennscharfen Differenzierung von Kultur und Religion, obgleich Religion i. d. R. als kulturelle Errungenschaft gilt. Die Vorstellungen von muslimischen Migranten zum öffentlichen Auftreten wie auch zum Verbleib in einem Krankenhaus decken sich dennoch in der Mehrzahl der Fälle mit entsprechenden Vorschriften des Islams, wie entsprechende Untersuchungen nachweisen.[188]

Mögliche Konsequenzen dieses Befunds könnten etwa umfassen, dass die tatsächliche Religion eines Patienten nachrangig erfragt bzw. berücksichtigt wird, falls er Ausländer ist. Religionsvorschriften werden also nicht prioritär behandelt, sofern das involvierte medizinische Personal sie nicht explizit auf die Religion des Behandelten zurückzuführen weiß.[189]

Besondere Ernährungsvorschriften können in diesem Sinne Berücksichtigung finden, ohne die Religion des Behandelten ausdrücklich zu erfragen. Anderen Aspekten und Prozessen der Pflege aber wird zumeist trotz Machbarkeit und ohne besonderen Mehraufwand nicht oder ungenügend entsprochen, wiewohl Sterbende ihnen großen

---

[185] Vgl. Bose & Terpstra (2012), S. 29.
[186] Vgl. Körtner (2009), S. 231.
[187] Vgl. ebd.
[188] Vgl. ebd.
[189] Vgl. Wunn (2006), zit. in ebd.

Wert beimessen, etwa der Umsetzung bestimmter Pflegevorschriften der jeweiligen Religion.[190]

Bleiben derlei religionsspezifische Ansprüche an Pflege und Behandlung irrtümlich unberücksichtigt bzw. werden sie grob missachtet, sind Fehlschlüsse seitens des Betroffenen möglich, was Sterbende bzw. deren Verwandte oft stark belastet. Dies wiederum ist einer harmonischen und förderlichen Pflegebeziehung aller Involvierten abträglich.[191] Pflegekräfte sehen sich daher im Berufsalltag entsprechend großen Herausforderungen gegenüber, was das angemessen tiefe Ergründen der religiös-kulturellen Patientenbedürfnisse betrifft. Die damit verbundenen Kommunikationsvorgänge können aufgrund ggf. bestehender Sprachbarrieren nochmals verschärft bzw. teils unmöglich werden.[192]

Gerade in der Palliativpflege, auch im Krankenhaus, ist das Problem unzureichender Verständigung bei gläubigen Migranten nebst deren Verwandten nicht selten das Kardinalproblem, da eine angemessene Betreuung Sterbender zahlreiche Lebensbereiche berührt, die ohne ausreichende Kommunikation durch die Pflegekräfte nicht zweifelsfrei ergründet und/oder berücksichtigt werden können.[193]

## 5.5 Zur Bedeutung der Kommunikation am Lebensende

Dreißigs Studie zeigt die große Bedeutung unzureichender Verständigung beim Austausch von Krankenhauspersonal und Migranten in Behandlung,[194] obgleich die Pflegekräfte gerade in der letzten Lebensphase des Patienten auf eine hinreichende Kommunikationsbreite angewiesen sind: Gerade während der einleitenden Phase eines Pflegeaufenthaltes sterbender Muslime sind Entschlüsse und Festlegungen für das Lebensende zu treffen und rechtzeitig umzusetzen.[195]

Um eine Patientenbeziehung aufzubauen, ist nach Malin insbesondere der persönliche Dialog mit dem Betroffenen zu suchen; nur so können die Patientenbedürfnisse umfassend und ergebnisoffen ermittelt werden. Findet dieser Austausch nicht statt, können

---

[190] Vgl. ebd.
[191] Vgl. Steudter (2014), S. 50 f.
[192] Vgl. Ilkilic (2008a), S. 225.
[193] Vgl. Malin (2010), S. 11.
[194] Vgl. Dreißig (2005), S. 220.
[195] Vgl. Malin (2010), S. 11.

Befürchtungen und Anliegen des Behandelten nicht ausreichend Berücksichtigung finden bzw. es kann keine angemessene seelsorgerische Betreuung erfolgen.[196]

Verwandte von Sterbenden bzw. die Patienten selbst öffnen sich in den beschriebenen Konstellationen nicht selbstverständlich für einen Austausch mit dem Klinikpersonal, mittels dessen jedoch der finale Lebensabschnitt stärker gemäß den Wünschen des Betroffenen gestaltet werden könnte.[197] Es liegen vielmehr häufig eklatante Kommunikationsprobleme vor, was den Prozess für alle beteiligten Parteien schwieriger als nötig gestaltet: Das Personal ist verunsichert, während der (türkischstämmige) Behandelte Furcht empfindet, falls ihm in seinen Anliegen Unverständnis entgegenschlägt. Die dabei stets drohenden Missverständnisse im Rahmen des Klinikaufenthaltes sind dabei hauptsächlich den o. g. Sprachbarrieren zwischen ihm selbst und dem Krankenhauspersonal geschuldet.[198]

Diese Kommunikationsprobleme betreffen vor allem türkischstämmige Muslime in Deutschland, die der ersten Generation zuzurechnen sind, obwohl auch deren Nachfolgegeneration im Gespräch mit dem Fachpersonal Verständigungsdefizite bei der deutschen Sprache zeigt.[199]

Verfügt das Pflegepersonal dabei erkennbar nicht über ausreichende Kenntnisse zum Umgang mit muslimischen Patienten, verstärkt dies die Befürchtung der Betroffenen, mit Verständigungsproblemen zu den eigenen Wünschen und Verhaltensregeln konfrontiert zu werden, was die psychische Mehrbelastung der entsprechenden Patienten nach sich zieht, die religiösen Pflichten auf keinen Fall zu missachten.[200]

Das oft zu beobachtende freundliche Nicken muslimischer Patienten bzw. deren Verwandter tritt allerdings oft selbst bei Unverständnis auf. Des Weiteren unterbleiben wichtige Fragen. Dahinter steht eine Kultur der höflichen Nichtbelästigung des Gegenübers, in diesem Fall der Pflegekraft. Zugleich wird Unwissenheit in diesem Kulturkreis mit einem Gesichtsverlust gleichgesetzt – ebendiese aber könnte durch eine Nachfrage offenbart werden,[201] was wiederum Übersetzer in vielen Fällen unverzichtbar macht. Damit zusammenhängende situative Schwierigkeiten sind gleichwohl einzukalkulieren,

---

[196] Vgl. ebd.
[197] Vgl. ebd.
[198] Vgl. Becker et al. (2006), S. 78.
[199] Vgl. Hommel (2008), S. 53.
[200] Vgl. Schmidt et al. (2005), S. 441.
[201] Vgl. Urban (2014), S. 59.

etwa aufgrund der Konvention im türkisch-muslimischen Kulturkreis, diese Rolle einem Verwandten zuzusprechen, um Scham bzw. Autoritätsprobleme des muslimischen Dialogpartners zu vermeiden, denn Wichtiges wird hier üblicherweise nicht öffentlich bzw. offen thematisiert.[202]

Auch dolmetschende Krankenhausmitarbeiter außerhalb medizinischer Einsatzbereiche wären von diesem Problem betroffen, denn die Simultanübersetzung bei operativen Alltagsangelegenheiten in der Klinik setzt fachmedizinisches Wissen und ein entsprechend angezeigtes Kommunikationsvermögen voraus.[203] Diese Konstellation bevorzugt folglich dahin gehend bemittelte Pflegekräfte mit Migrationshintergrund, sofern sie die eigene Muttersprache fachbezogen fehlerfrei nutzen können.[204]

Ein professioneller Übersetzer würde also die Verständigung in Situationen verbessern, die gezielte Entscheidungen zu umfangreichen Prozessabläufen erforderlich machen, um den Klinikaufenthalt Sterbender muslimischen Glaubens zu verbessern.[205]

## 5.6 Zu den wichtigsten Aspekten der islamischen Sterbebegleitung

Die emotionale, soziale und spirituelle Dimension von Ritualen kann am Ende des Lebens religionsübergreifend von großer Bedeutung sein, da sie unvertrauten Erlebnissituationen einen vertrauten Orientierungsrahmen geben.[206] Somit ist die Berücksichtigung spezifischer Patientenanliegen in diesen Fragen von höchster Wichtigkeit.[207] Diese Bedürfnisse kann das Pflegepersonal bereits bei einem ersten Gespräch ermitteln. Sollen Verwandte oder Mitglieder der Religionsgemeinschaft des Betroffenen herbeigerufen oder bewusst nicht vorgelassen werden, kann dies frühzeitig kommuniziert werden.[208]

Der Zentralrat der Muslime bestätigt für Muslime die Verpflichtung zur Ausübung aller im Islam vorgeschriebenen Rituale der Sterbebegleitung, welche wiederum durch einen Muslim erfolgen müssen.[209] Sind Angehörige der Sterbenden nicht verfügbar, sollten

---

[202] Vgl. Reiss (2009), S. 183.
[203] Vgl. Malin (2010), S. 11 f.
[204] Vgl. ebd., S. 12.
[205] Vgl. ebd.
[206] Vgl. Baumgartner-Bicer (2007), S. 76.
[207] Vgl. ebd.
[208] Vgl. ebd., S. 83.
[209] Vgl. Zentralrat der Muslime (2013), S. 11.

Pflegekräfte bereits frühzeitig lokale muslimische Gebetshäuser oder Vereine ansprechen, um die Verfügbarkeit eines anderen Muslims bzw. eines Imams zu erfragen.[210]

Sterbende muslimischen Glaubens werden in den Kulturen des Islams gleichwohl zumeist sensibel und umfassend von Angehörigen betreut;[211] dem stimmt auch der Zentralrat der Muslime zu und schließt hierin sowohl den seelsorgerischpsychologischen Beistand als auch die Übernahme der angezeigten Rituale und Zeremonien ein. Einem sterbenden Muslim in seinem allerletzten Lebensabschnitt beizustehen, gilt im muslimischen Glauben als selbstverständlich bzw. hat Pflichtcharakter, dessen Berücksichtigung zugleich eine gute Tat darstellt.[212]

Die alltagsrealistische Bedeutung dieser Konvention besteht darin, dass Angehörige letztmalig Gelegenheit erhalten, die gegenseitige Beziehung gemeinsam mit dem Sterbenden aufzuarbeiten, Fehler zu vergeben oder auch Streitigkeiten zu beenden.[213] Diesem Weg Angehöriger, sich vom Sterbenden zu verabschieden, kommt im Islam große Bedeutung zu.[214]

Sterbende Muslime haben zuletzt sehr viel Besucher; Pflegekräfte müssen auch hiermit umzugehen wissen, da hierbei entsprechende Fehldeutungen und problematische Irrtümer im Kontakt mit dem Krankenhauspersonal zunehmen können. Der Islam schreibt Krankenbesuche jedoch verpflichtend vor – sie dienen der Ehrung des Betroffenen. Erscheinen also Freunde bzw. Angehörige des Patienten zum Besuch, ist dies Ausdruck von Respekt und Hochachtung.[215]

Das Besuchsverhalten türkischstämmiger Muslime im Rahmen der Pflege wird auch bei Dreißig thematisiert: Demnach sind häufigere Besuche für Patienten der o. g. Zielgruppe für deren Wohlbefinden förderlich und es besteht ein sehr hohes Maß an kultureller Akzeptanz dieser Form der (auch mentalen) Unterstützung.[216]

Gemäß dem Anspruch, jeden Menschen nach seiner Auffassung würdevoll sterben zu lassen, empfiehlt sich die Bereitstellung entsprechender Räumlichkeiten, die Patienten und Besucher auch dieser Bevölkerungsgruppe für Besuche nutzen können. Einzelzim-

---

[210] Vgl. Schmidt et al. (2005), S. 442; Urban (2014), S. 63.
[211] Vgl. Becker et al. (2006), S. 94.
[212] Vgl. Zentralrat der Muslime (2013), S. 11.
[213] Vgl. Bose & Terpstra (2012), S. 34.
[214] Vgl. ebd.
[215] Vgl. Balikci (2010), S. 721.
[216] Vgl. Dreißig (2005), S. 157.

mer etwa oder gesonderte Besuchszimmer vermeiden Fehlinterpretationen durch Zimmergenossen bzw. Pflegekräfte.[217]

Bei derlei Gelegenheiten würde etwa häufig aus dem Koran rezitiert, um die Begleitung des Sterbens religiös adäquat zu gestalten; auch dem Ablegen des Glaubensbekenntnisses („Shahada") kommt große Bedeutung zu.[218] Die rezitierten Passagen betreffen vor allem die Sura „Yasin" bzw. das „Herz des Korans". Auf diese Weise werden für gläubige Patienten Trost und Halt bereitgestellt.[219]

Hadith und Koran stimmen darin überein, dass hiervon für Sterbende bzw. schwer Erkrankte eine heilsame Wirkung ausgeht, was das o. g. Verhalten Angehöriger begründet.[220] Das Glaubensbekenntnis besagt derweil: *„Es gibt nur einen Gott und Muhammad ist sein Prophet"*[221] und ist für die Sterbebegleitung von ähnlicher Bedeutung.[222]

Sterbende Muslime sind bestrebt, in ihren letzten Augenblicken die Shahada abzulegen, da dies den Hadith zufolge den direkten Übergang ins Paradies bedeutet.[223] Kann der Betroffene dies nicht selbst tun, übernehmen Angehörige bzw. bereitstehende Muslime diese Verpflichtung.[224] Darüber hinaus sollte ein sterbender muslimischer Patient, soweit medizinisch vertretbar, mit aufgerichtetem Oberkörper sowie mit dem Gesicht gen Mekka und auf seiner rechten Körperseite gebettet werden, sobald sich der Moment des Todes erkennbar nähert.[225] Das Sprechen des letzten Gebetes und das Schließen der Augen des Gläubigen sollten unmittelbar vor dem Tod erfolgen.[226]

Mittels dieser Praktiken der Sterbebegleitung können sich Angehörige von Patienten der o. g. Zielgruppe angemessen von diesen verabschieden; zudem gibt dies dem Betroffenen die Gewissheit eines ruhigen und guten Todes.[227]

---

[217] Vgl. Balikci (2010), S. 721; Körtner (2009), S. 230.
[218] Vgl. ebd,
[219] Vgl. Urban (2014), S. 62.
[220] Vgl. Günes (2012), S. 290.
[221] Urban 2014, S. 63.
[222] Vgl. Balikci (2010), S. 721.
[223] Vgl. Günes (2012), S. 289 f.; Urban (2014), S. 63.
[224] Vgl. Urban (2014), S. 63.
[225] Vgl. ebd.
[226] Vgl. ebd.
[227] Vgl. Basler Muslim Kommission (2014), S. 6.

Baumgartner-Bicer betont dahin gehend die Transkulturalität des Todesphänomens, weshalb Handlungs-, Sinn- und Interpretationsmuster durch Religionen bereitgestellt würden. Religiös motivierte Rituale im Umfeld des Todes und des Sterbenden helfen dabei allen Involvierten, diese Situation zu bewältigen, wobei insbesondere der Waschung und der Berührung des Verstorbenen große Bedeutung zukommt. Den Vorschriften der Religion des Sterbenden sollte daher vor und nach dessen Ableben durch die Pflegekräfte zwingend entsprochen werden; nur so ist ein integrer und würdevoller Umgang mit dem Betroffenen gewährleistet.[228]

## 5.7 Die Versorgung der Verstorbenen – Achtung ist geboten!

Der Verstorbene sollte in jedem Fall vom Pflegepersonal sowie den Bestattern übernommen werden, was nach Kloeters in deutschen Gesundheits- und Pflegeinstitutionen ohnehin verpflichtend ist.[229] Konkret werden dabei Verbände und verbliebene Kanülen entfernt und der Tote wird gewaschen sowie ggf. neu gekleidet. Auch die Kommunikation mit den Angehörigen und die Auftragsvergabe an den Bestatter zwecks Abholung des Leichnams werden vom Pflegepersonal übernommen.[230]

Für Muslime bestehen derweil besondere und sehr sensible religiöse Vorschriften hinsichtlich einer Berührung des Verstorbenen sowie dessen Waschung.[231] Insbesondere die rituelle Totenwaschung bzw. die Einkleidung verstorbener Muslime ist dabei von zentraler Bedeutung und können ausschließlich durch einen anderen Muslim vollzogen werden. Die Praxis sieht in dieser Rolle hier zumeist Verwandte oder einen Imam.[232]

Kommt es hingegen zu einer Berührung des Toten durch Nichtgläubige bzw. nichtmuslimische Personen (oft Pflegekräfte) werten gläubige Angehörige dies zumeist als einen eklatanten Respekts- und Integritätsbruch gegenüber dem Verstorbenen. Damit derlei vermeidbares Unbill in hiesigen Gesundheitseinrichtungen ausbleibt, sollte das involvierte Pflegepersonal diese Punkte rechtzeitig gemeinsam mit dem Patienten und dessen Angehörigen thematisieren.[233]

---

[228] Vgl. Baumgartner-Bicer (2007), S. 84.
[229] Vgl. Kloeters (2010), S. 38.
[230] Vgl. ebd.
[231] Vgl. Baumgartner-Bicer (2007), S. 83.
[232] Vgl. Rüesch & Burla (2008), S. 66.
[233] Vgl. Baumgartner-Bicer (2007), S. 83.

Die rituelle Totenwaschung verstorbener Muslime sollte stets von einer Person des gleichen Geschlechts durchgeführt werden, da die Intimsphäre auch nach dem Tod gewahrt bleiben muss. Hierbei werden alle Öffnungen des Körpers mit fließendem Wasser gesäubert.[234] Auch der gewählte Ort der Waschung sollte deshalb geeignet sein, dem Wunsch nach Privatsphäre zu entsprechen. Da die Seele Verstorbener nach dem Tod noch Abschied im Diesseits nimmt bzw. durch den Körper Berührungen wahrnimmt, ist ein respektvoller und zurückhaltender Umgang mit dem Leichnam von großer Bedeutung.[235]

Diesem Anspruch kann die Mehrzahl der hiesigen Krankenhäuser nicht gerecht werden. Bei Bedarf werden daher oft mobile Badewannen oder ggf. die Badestation der Einrichtung genutzt.[236] Das Wickeln in ein sauberes und weißes Leichentuch aus Leinen erfolgt unmittelbar nach der Waschung des Toten, um diesen für die Bestattung nach islamischer Tradition vorzubereiten,[237] welche nach Möglichkeit noch am Todestag erfolgen sollte, da die Seele des Toten nach geltender Glaubensauffassung Ruhe nur im Grab finden kann.[238]

Fonds zur Unterstützung muslimischer Bestattungen werden zudem oft akquiriert, wenn Muslime türkischer Herkunft gerade der ersten Zuwanderungsgeneration die Überstellung ihres Leichnams in ihre frühere Heimat verfügt haben, um eine Bestattung nach islamischer Tradition zu erfahren.[239] Dies ist hier von großer Bedeutung, da das Grab eines Muslims niemals umgebettet oder aufgelöst wird.[240] Zudem steht die in Deutschland geltende Verpflichtung zu einer Sargbestattung nach Urban der muslimischen Tradition einer Bestattung ohne Sarg entgegen. Entsprechend geweihte muslimische Friedhöfe sind in Deutschland zudem nur vereinzelt vorhanden.[241]

Aufgrund des Dargestellten wird nochmals die Bedeutung einer rechtzeitigen Rücksprache des Pflegepersonals mit Verwandten bzw. Mitgliedern der Gemeinde des Sterben-

---

[234] Vgl. Deutsch (2003), S. 256.
[235] Vgl. ebd.
[236] Vgl. Neuberger (2009), S. 53; Bein (2015), S. 566.
[237] Vgl. Becker et al. (2006), S. 95.
[238] Vgl. ebd.
[239] Vgl. Türkis et al. (2013), S. 12.
[240] Vgl. Weber & Jonker (1998), S. 6.
[241] Vgl. Urban (2014), S. 65.

den deutlich, ohne die keine wichtigen Prozesse der Sterbebegleitung vollzogen werden sollten.[242]

Auch die rituelle Trauer der Angehörigen der o. g. Zielgruppe in hiesigen Kliniken ist zu berücksichtigen. Hier bestehen nach Dreißig teils deutliche Unterschiede zu den deutschen Bräuchen.[243] So sind starke emotionale Reaktionen nach dem Tod eines Verwandten bei dessen Verwandten auf der betreffenden Pflegestation keine Seltenheit. Pflegekräfte sehen sich dabei oft mit lautem Weinen, gerauftem Haar und der Nichtakzeptanz des Todes konfrontiert. Dem steht das Verbot expliziter Aktionen der Trauerbekundung im Islam gegenüber.[244]

Derlei Ausbrüche irritieren zudem nicht selten andere Krankenhauspatienten und stören die Krankenhausabläufe.[245] Dieser Form der Totenklage ist als festem Bestandteil der Trauertradition gleichwohl zuzugestehen, dass sie es auf kultureller Ebene ermöglicht, Verlust und Schmerz in gemeinschaftlichem Ausdruck zu verarbeiten.[246]

Nach Dreißig haben deutsche Pflegekräfte nicht selten Probleme, die unterschiedlichen Trauerreaktionen türkischstämmiger Angehöriger von Verstorbenen einzuordnen bzw. damit angemessen umzugehen.[247] Nach Weiher ist daher ein Mindestmaß an Kenntnissen zu kulturreligiösen Traditionen im muslimischen Spannungsfeld Krankheit – Tod – Trauer vonnöten. Nur so könnten Patientenpflege und Sterbendenbegleitung für Muslime und deren Angehörige mit der angezeigten Sensibilität geboten werden.[248]

## 5.8 Wissens- und Kompetenzanforderungen an die Pflegenden

Schwerst Erkrankte und Sterbende mit Migrationshintergrund sind daher auch künftig von besonderem Interesse für involvierte Pflegefachkräfte;[249] die aktuelle Bedeutung eines angemessenen und kundigen Umgangs dieser Art mit Patienten dieser Bevölkerungsgruppe wurde im vorausgegangenen Abschnitt thematisiert. Dies stellt gleichwohl

---

[242] Vgl. Baumgartner-Bicer (2007), S. 83.
[243] Vgl. Dreißig (2005), S. 165.
[244] Vgl. Becker et al. (2006), S. 95.
[245] Vgl. Bose & Terpstra (2012), S. 35.
[246] Vgl. Türkis et al. (2013), S. 11.
[247] Vgl. Dreißig (2005), S. 166.
[248] Vgl. Weiher (2007), S. 447.
[249] Vgl. Steudter (2014), S. 50.

eine Reihe von Anforderungen an das Pflegepersonal, um Konflikte, Frust, Ohnmachtsgefühle und gefühlte Hilflosigkeit bei Patienten und Angehörigen zu vermeiden.[250]

Erhöhte interkulturelle Sensibilität und Kompetenz spielen hierbei für das medizinische Personal eine besondere Rolle[251] – „transkulturelle Kompetenz" also, die zu ebendiesem Umgang befähigen soll.[252]

Domenig skizziert dieses Konzept auf der Grundlage von Leiningers Ansatz der „transkulturellen Pflege" aus den 1950er-Jahren, den diese in der Pflegewissenschaft verortete.[253] Anders als die zu dieser Zeit vorherrschende medizinorientierten Pflegetheorie wurde hier der Begriff der „human care"[254] einer neuen Pflegeauffassung zugrunde gelegt, welche stets auch das kulturelle Umfeld und die entsprechende Herkunft einer Person berücksichtigten sollte, statt nur das Individuum selbst zu betrachten.[255]

Dieser gleichsam klassisch ethnologische Ansatz Leiningers berücksichtigte, dass Kulturen als autarke Beziehungssysteme über eine immanente Komplexität verfügen. Personen der gleichen kulturellen Herkunft teilen demnach zumeist auch Bräuche, Sitten und Werte, die sich von den entsprechenden Traditionen der Angehörigen anderer Kulturen teils deutlich absetzen.[256]

Dieser Kulturorientierung der Pflegetheorie stellt Schilder das Risiko eines Verlusts der Patientenbeziehung gegenüber, bedingt durch nicht ausreichend flexible kulturelle Prägungen der Pflegenden,[257] sodass Menschen, einmal als Zugehörige einer bestimmten Kultur(-Gruppe) identifiziert, bevorzugt aufgrund dieser Zuordnung statt auch auf Grundlage ihrer individuellen Bedürfnisse beurteilt und gepflegt würden. Dies hätte nach Domenig vermehrt Aus- und Abgrenzung zur Folge, da vermehrt lediglich Stereotype berücksichtigt würden, statt eine echte Beziehungsgrundlage anhand der

---

[250] Vgl. Malin (2010), S. 12.

[251] Vgl. ebd.

[252] Vgl. Schmidt (2015), S. 181.

[253] Vgl. Domenig (2007), S. 167.

[254] Laut Domenig gibt es keine gute deutsche Übersetzung für „human care" und aus diesem Grund behält sie den englischen Ausdruck bei. In der Literatur sind jedoch Übersetzungen wie „fürsorgliche Pflege" oder „menschliche Fürsorge" vorzufinden.

[255] Vgl. Domenig (2007), S. 168; Steudter (2014), S. 51.

[256] Vgl. ebd.; Bose & Terpstra (2012), S. 13.

[257] Vgl. Schilder (2012), S. 208.

Interaktion vollwertiger individueller Selbstbilder zwischen Pfleger und Patient zu erarbeiten.[258]

Domenigs Kulturbegriff wiederum fußt auf transkulturellen Grundlagen nach Welsch, demzufolge moderne Kulturen hochgradig durchmischt und stärker als früher miteinander verwoben wären.[259] Anders als Multi- oder Interkulturalität stehen hier nicht Interaktion bzw. Koexistenz, sondern Aspekte kultureller Transzendenz im Vordergrund, was Gemeinsamkeiten und verbindende Grundlagen aller Kulturen in den Fokus rückt.[260]

Der Austausch zwischen Migranten und Pflegekräften im Kontakt mit individuellen Lebenserfahrungen und -welten macht dabei den Kern transkulturellen Kompetenz nach Domenig aus, nicht die Kulturen selbst.[261] Gemäß Uzarewicz kommt dies einer Erweiterung sozialer Kompetenzen gleich, was sie zu einem bedeutenden Handlungsfaktor innerhalb der Krankenhauspflege macht.[262]

Narrative Empathie, Erfahrungen, tiefere Sachkenntnisse und Reflexionsvermögen zählen zu den transkulturellen Kernkompetenzen.[263] Entsprechend fähiges Personal kann individuelle Lebenswelten situativ dem jeweils angemessenen Zusammenhang zuordnen und entsprechend handeln.[264]

Im betrachteten Behandlungs-, Sterbe-, Todes-, Ritual- und Zielgruppenbereich meint dies im Sinne der gegenständlichen Arbeit vor allem Vorschriften und Bedürfnisse Betroffener. Die Begegnung mit der Zielgruppe erfordert in derlei Situationen somit eine spezifisch sensible und damit transkulturelle Personalkompetenz, [265] wobei die betreffende Pflegekraft laut Malin stets auch ihre eigene kulturelle Zugehörigkeit möglichst objektiv reflektieren sollte, um vermeintliche Selbstverständlichkeiten in ein neues Licht zu rücken.[266]

Diese Selbstreflexion erfordert das Hinterfragen der eigenen Person und Position, um aus sich heraustreten und alternative Perspektiven einnehmen zu können, die wiederum

---

[258] Vgl. Domenig (2007), S. 170.
[259] Vgl. ebd., S. 172.
[260] Vgl. ebd.
[261] Vgl. ebd., S. 174.
[262] Vgl. Uzarewicz (2003), S. 32.
[263] Vgl. Domenig (2007), S. 187.
[264] Vgl ebd., S. 174.
[265] Vgl. Malin (2010), S. 12.
[266] Vgl. ebd., S. 12 f.

das Verständnis der Bedürfnisse des kulturell anders geprägten Patienten verbessern.[267] Somit kann sich der Pflegende den eigenen kulturellen Referenzrahmen bewusst machen, sodass er anschließend zu einer wertneutralen Einschätzung der Kultur des Behandelten bzw. seiner Verwandten fähig ist.[268] Unterlassen Pflegekräfte diese Reflexionsüberlegungen, droht ein Hang zu Stereotypen, was zu unangemessener Beziehungsarbeit führt,[269] da jedes nachhaltige Therapieverhältnis vorurteils- und wertneutrales Denken voraussetzt.[270] Die Kultur des Gegenübers kann vielschichtig sein; der Pflegende muss also fähig sein, eigene Handlungsmuster auch tief greifend zu hinterfragen, um eine transkulturell positiv wirksame Pflegebeziehung aufzubauen.[271]

Angemessene Empathie ist freilich hierfür unter den dargelegten Vorzeichen von höchster Wichtigkeit, um die Lebenswelt adäquat zu ergründen.[272] Dabei handelt es sich um das Vermögen, ein menschliches Gegenüber kognitiv und emotional nachvollziehen zu können, um dessen Verständnis- und Handlungsantriebe zu ergründen. Dies ist gerade beim Kontakt mit Migranten von Bedeutung, da Pflegekräfte hierbei nicht selten mit einem vom eigenen Standard stark abweichendem Weltbild in Kontakt kommen.[273]

Patientenbefindlichkeiten auf diese Weise nachzuvollziehen bzw. entsprechendes Verständnis für zunächst ungewohntes Verhalten zu entwickeln, stellt eine Herausforderung dar, deren Bewältigung dazu führt, dass Patientenanliegen besser erkannt und adäquate Pflegemaßnahmen eingeleitet werden können.[274]

„Hermeneutische Kompetenz" ist eine dahin gehende Alternativbezeichnung für die Fähigkeit, in einem Dialog mit dem Gegenüber spezifische Situationsbedeutungen zu ergründen. Im Beispiel bedeutet dies etwa, mit Sterbenden aus anderen Kulturkreisen die Bedeutung eines Todes in der Fremde offen zu thematisieren.[275] Pflegepersonal kann so einen informativen Zugang zur jeweiligen Lebensweise und -welt des Behan-

---

[267] Vgl. Hax-Schoppenhorst & Jünger (2010), S. 116.
[268] Vgl. Domenig (2007), S. 176; Malin (2010), S. 13.
[269] Vgl. ebd.; Hax-Schoppenhorst & Jünger (2010), S. 117.
[270] Vgl. Bühlmann (2010), S. 5.
[271] Vgl. Domenig (2007), S. 176.
[272] Vgl. Malin (2010), S. 13.
[273] Vgl. Domenig (2007), S. 178; Hax-Schoppenhorst (2010), S. 118.
[274] Vgl. Kollak & Küpper (1997), S. 4.
[275] Vgl. Malin (2010), S. 13.

delten erhalten, um die angezeigten Bedürfnisse erkennen und bewerten zu können, um diese sodann in die Betreuungsmaßnahmen zu integrieren.[276]

Spezifische Sozial- sowie Selbstkompetenzen umfassen, wird transkulturellen Kompetenz angestrebt, auch den Erwerb von Hintergrund- bzw. Fachwissen zum Komplex der Migration als solcher. Dies jedoch erfolgt nicht nur kognitiv, sondern auch über konkrete Erfahrungen[277] – eine Art transkulturelle Kompetenzrezeptur kann also nicht durch bloßes Studium von Hintergrundwissen verfügbar gemacht werden.[278]

Ein psychologisch, ethnologisch und soziologisch sinnvolles Erfahrungs- und Kompetenzinstrumentarium sollte daher in Verbindung mit bestehenden Kompetenzen von Pflegekräften hinsichtlich deren Erfahrungs- und Fachwissensressourcen verbunden werden, etwa hinsichtlich des adäquaten Kommunikationsverhaltens beim Umgang mit Migranten, im Bereich religiöser Praktiken des Alltags wie auch der entsprechenden Konsequenzen im konkreten Tätigkeitsbereich des Pflegenden (Betreuung des Sterbenden, Umgang mit dem Leichnam etc.) oder bei Überlegungen zur Bedeutung von Familie und Betroffenem im fraglichen Kontext, etwa zu den Besucherfrequenzen.[279]

Pflegekräfte bedürfen dabei keinesfalls umfassender Kenntnisse zu Religion und Ritualvorschriften des Patienten. Orientierung und Sicherheit auch des Pflegenden werden jedoch mithin deutlich verbessert, falls mit Blick auf Migranten kulturspezifisches Wissen einer praxisnahen Dimension zum Einsatz kommen kann bzw. verfügbar ist – auch, um Religions- und Sozialaspekte des Patienten bzw. seiner Verwandten mit ausreichender Kompetenz besprechen und sachlich bewerten zu können, da es in jedem Fall besser ist, etwas nochmals zu erfragen als zu meinen, es zu wissen.[280]

Gelebte Transkulturalität im hier besprochenen Kontext kann durch einen weiter gefassten und entsprechenden Wandel der Einrichtung selbst verstärkt und optimiert werden: Ein transkulturelles Bewusstsein in Kultur und Gebaren sollte dabei bereichs- und Ebenen übergreifend konzipiert, verwirklicht und im Alltag angewendet werden.[281]

---

[276] Vgl. Kayser (2013), S. 13.
[277] Vgl. Domenig (2007), S. 177.
[278] Vgl. Kayser (2013), S. 11.
[279] Vgl. ebd., S. 12.
[280] Vgl. ebd., S. 12f.
[281] Vgl. Malin (2010), S. 13; Domenig (2007), S. 342.

Der engagierte Wille hin zu einer entsprechenden Transformation muss dabei auch von der Leitungsebene getragen werden, damit das aktuelle Portfolio auch den mentalen und spirituellen Bedürfnissen von Migranten besser entsprechen kann. Ein migrationsspezifischer Strukturwandel hin zu einem auch darauf abgestimmten und implementierten Leistungsinstrumentarium sollte mit der Bereitstellung aller angezeigten Zusatzaufwendungen einhergehen,[282] um mittels dieser spezifischen Transformation gleiche Chancen für jeden Patienten zu eröffnen.[283]

---

[282] Vgl. Kayser (2013), S. 14.
[283] Vgl. Domenig (2007), S. 342.

# 6 Zusammenfassung, Diskussion & Ausblick

Die gegenständliche Arbeit diente einer Erhebung der aktuellen und künftigen Ressourcen zur Behandlung türkischstämmiger Sterbender muslimischen Glaubens (Zielgruppe) in hiesigen Kliniken angesichts sich wandelnder gesellschaftlicher Strukturen. Im Ergebnis wurde angestrebt, Mitarbeitern der Pflege einen praxisnahen Zugang zu den Anliegen, Wünschen und Vorschriften muslimischer Patienten bzw. insbesondere entsprechender Sterbender zu verschaffen sowie adäquate Erfordernisse für Pflegebetrieb, -psychologie und -handeln zu skizzieren.

Am Beginn stand eine systematische Recherche zur auf diesem Feld verfügbaren Literatur. Für den deutschsprachigen Raum konnten einige Untersuchungen identifiziert werden, in denen die Situation von Muslimen als Behandelte in deutschen Krankenhäusern betrachtet wurde. Die Zahl entsprechender Arbeiten steigt seit einigen Jahren erkennbar an, sodass Gesundheitsversorgung wie auch Migration heute durch eine vergleichsweise gute Literaturbasis bedient werden. Als wesentliche Einarbeitungsgrundlage in den Komplex gilt hier etwa Domenigs Arbeit aus dem Jahr 2007. Die Untersuchung zeigte jedoch auch eine Unterrepräsentation muslimischer Religionsaspekte in Gesundheitseinrichtungen.

Die Einhaltung bzw. Ausübung der islamischen Regeln und der abzuleitenden Wünsche und Erfordernisse ist mit Blick auf die Zielgruppe von eminenter Bedeutung, weshalb insbesondere professionelle Pflegebetriebe eine entsprechend erhöhte Kultursensibilität entwickeln müssen, um sterbende Muslime gemäß deren jeweiliger kulturreligiöser Konvention zu behandeln. Dies erfordert Fachkräfte mit besonderen Kompetenzen und erweitertem Wissen zur jeweiligen Kultur der Zielgruppenpatienten, sodass deren Bedürfnisse angemessen berücksichtigt werden können.

Türkischstämmige Muslime, so enthüllte die vorliegende Untersuchung, leben und fühlen eine enge Bindung an Religion und Brauchtum ihrer Kultur; der islamische Glaube wirkt dabei in jedem Bereich des Alltags, also im sozialen Netzwerk und innerhalb der Familie ebenso wie in Fragen des Sterbens, der Erkrankung oder der Gesundheit. Praktizierende Muslime messen ihrem Glauben insbesondere angesichts ihres nahenden Todes sehr große Bedeutung bei, da der Islam ihnen zugleich Halt und Anleitung liefert, diese besondere Lebensphase zu bewältigen. Nicht jeder bekennende Muslim legt freilich Wert auf islamische Gebote und Rituale; vom Brauch abweichende

Ansichten und Lebensstile sind auch hier an der Tagesordnung. Dies soll klarstellen, dass muslimische Migranten türkischer Herkunft keiner einheitlichen Alltagskultur entstammen. Diese Vielfalt führt im Komplex klinischer Behandlungen trotz eines Bemühens um Rücksichtnahme mithin dennoch zu Fehlinterpretationen bzw. zu Spannungen. Dies macht das umfassende Erstgespräch zwischen Krankenhaus und Behandeltem bzw. dessen Verwandten umso notwendiger. Bestehende Anliegen und Erfordernisse der anstehenden Behandlung können diese auf diesem Weg trennscharf, unvoreingenommen und betont artikuliert bzw. rezipiert werden. Bedürfnissen in der Sterbephase sollte in der Pflege angemessen und explizit entsprochen werden, um sowohl kulturreligiös bedingte als auch individuelle Wert- und Erwartungshaltungen des Betroffenen zu berücksichtigen.

Für den praktischen und arbeitsintensiven Alltag der Krankenhauspflege ergeben sich damit aus unterschiedlichen Gründen zahlreiche Anforderungen an die Behandlung der Zielgruppenpatienten. Pflegepersonal etwa nimmt häufig eher die Kultur als die Religion des Patienten als in problematischen Momenten wirkend wahr, wobei Sprachbarrieren als zusätzliches Hindernis bei der Betreuung während der Sterbephase auftreten können. Fehlinterpretationen aufgrund von Kommunikationsmängeln bedingen dahin gehend zahlreiche Behandlungsschwierigkeiten und -konflikte, denn eingeschränkte Artikulationsmöglichkeiten erschweren den Aufbau jeder Beziehung. Dies betrifft in besonderer Weise die Feststellung der jeweiligen Patientenängste und -wünsche bzw. seelsorgerische und psychologische Betreuungsangebote, die gerade in der Sterbephase von maximaler Bedeutung sind. Angehörige oder Simultandolmetscher agieren hier zumeist als übersetzende Vermittler, woraus sich im Dreiergespräch jedoch nicht selten anderweitige (mithin soziale) Probleme ergeben. Die letzte Lebensphase ist für Sterbende zugleich die letzte Gelegenheit, schwierige bzw. bedeutsame Themen oder Entschlüsse zu erwägen, was professionelles, kulturell kompetentes, nuanciertes und fehlerfreies Übersetzen zwingend erforderlich macht.

Gemäß AK Charta für eine kultursensible Altenpflege ist eine biografie- und bedürfnisgemäße Pflegebeziehung unabdingbar zur adäquaten wie auch individuellen Pflege sterbender Patienten der o. g. Zielgruppe. Ausreichende Zeit spielt dabei eine wichtige Rolle, wiewohl just diese in Kliniken eine knappe Ressource darstellt. Enttäuschte bis frustrierte Zielgruppenpatienten sind daher keine Seltenheit angesichts der wenigen freien Zeit der Pflegekräfte, die mit Dokumentation und Betreuungsaufwand oft bereits ausgelastet sind, statt Betroffenen die angemessene Aufmerksamkeit zu schenken. Demgegenüber besteht ein verbrieftes Recht des Patienten auf adäquate religiöse Betreuung im Rahmen einer Stationspflege, was Achtsamkeit gegenüber spirituellen Wünschen und Belangen einschließt.[284]

Sterbende türkischstämmige Muslime wie auch deren Gemeinschaften stellen für professionelle Pflegeleistungen wichtige und potenziell stärker zu berücksichtigende Werte dar. Die entsprechenden Bevölkerungsgruppen legen großen Wert auf eine intensive Betreuungsteilhabe von Verwandten bzw. anderen Gemeindemitgliedern, falls jemand aus ihrer Mitte mit Krankheit oder dem nahenden Tod konfrontiert ist. Auch aus diesem Grund bestehen dichte institutionelle Netzwerke zwischen Migrantenvereinigungen bzw. muslimischen Gebetshäusern. Krankenhausstationen sollten daher entsprechende Kontaktmöglichkeiten zu hiesigen Moscheen prüfen bzw. vorhalten, um Vorbeter (Imame) zu ermitteln, die hierfür ggf. zur Verfügung stehen.

Gemäß der vorliegenden Untersuchung finden zahlreiche religiöse Bedürfnisse Sterbender aus der o. g. Zielgruppe aufgrund organisatorisch-struktureller Belange zumeist keine ausreichende Berücksichtigung. Die betrifft etwa die muslimischen Vorschriften hinsichtlich zulässiger Speisen – gerade für sterbende Muslime sind diese Regeln ggf. von höchster Wichtigkeit. Deren Betreuung sollte zudem, falls irgend möglich, nicht von Personen des jeweils anderen Geschlechts übernommen werden. Diesem Sittlichkeitsanspruch aber kann ein deutsches Krankenhaus zumeist mangels entsprechender Personalressourcen nur schwer entsprechen. Dennoch könnte just dieser Punkt in sehr vielen Bereichen der Pflege von Muslimen für Entspannung sorgen.

Für die Zielgruppenpatienten sind (während des Ramadan) die tägliche Waschung bzw. stets das tägliche Pflichtgebet sehr wichtig, um in dieser schweren Zeit Stärke und Halt zu finden. Insbesondere im Krankenhaus ist die Einhaltung der Religionsvorschriften für Gläubige islamischer Konfession bedeutsam, weshalb just hierfür auch Platz bestehen sollte, etwa ein angemessener Gebetsraum, der sowohl bei der Sterbebegleitung als auch durch Besucher genutzt werden könnte.

Zahlreiche Krankenhausbesuche sind in der Pflege sterbender Muslime die Regel, da nahestehende Menschen desselben Glaubens sich vom Patienten verabschieden möchten. Das Besucheraufkommen in diesen Konstellationen wird vom Personal oft als

---

[284] Vgl. 5a KAG und Art. 12 der Patientencharta [BGBl 153/2002], zit. in Körtner (2007), S. 184.

schwierig wahrgenommen, obwohl ein konstruktives Management des Besucherstroms dem abhelfen und die tägliche Stationsarbeit entspannen könnte.

Islamische Zeremonien und Rituale der Sterbebegleitung müssen auch für die Zielgruppenpatienten zwingend durch einen anderen Muslim ausgeführt werden; ein Imam muss hierfür nicht unbedingt zugegen sein, wiewohl Angehörige die Hilfe eines Vorbeters zumeist als Wunsch äußern. Die Betreuung des Sterbenden wie auch der Umgang mit dem Verstorbenen im Pflegealltag berühren sensible kulturelle Bereiche, so sind Pflegekräfte hierbei nach Auffassung der Verwandten des Toten oft nicht gern gesehene Außenstehende, was beim (nach Auffassung der Krankenhausregularien hierfür eigentlich zuständigen) Personal ggf. Fehlinterpretationen oder Unbill zur Folge haben kann. Diesen Bedürfnissen sollte dennoch bevorzugt entsprochen werden, soweit dies im Rahmen der klinischen Organisation und Struktur machbar ist. Pflegekräfte sollten in diesem Rahmen vornehmlich darum bemüht sein, für den Verstorbenen und die mit den Totenritualen Betrauten eine würdevolle Atmosphäre zu schaffen. Entsprechendes Fachwissen kultureller und religiöser Belange hinsichtlich Regeln, Tabus und Vorschriften für die Pflege der Zielgruppenpatienten ist somit die Voraussetzung dafür, Fehlinterpretationen bzw. Problemsituationen qualifiziert zu vermeiden. Erfolgt der Zugang auf wissenschaftlicher Basis, sollten dennoch vorerst nur Basiskenntnisse zu Religions- und Kulturfragen der Zielgruppe erworben werden, um der Bildung entindividualisierter Stereotype in der Pflege vorzubeugen.

Um die herausfordernde Behandlung der Zielgruppenpatienten für alle Involvierten zufriedenstellend zu vollziehen, ist bei Pflegekräften sog. transkulturelle Kompetenz zu entwickeln bzw. zu aktivieren, was gemäß Domenig vornehmlich das Erlernen eines kompetenten Austauschs mit entsprechenden Patienten auch außerhalb des eigenen kulturellen Rahmens bedeutet, indem narrative Empathie, Hintergrundkenntnisse und Reflexionsvermögen zum Einsatz kommen bzw. kultiviert werden. Die Bereitschaft zum offenen Dialog ohne Vorurteile ist hierfür unabdingbar. Erst bei bestehender transkultureller Kompetenz seitens der Pflegekräfte sind entsprechende Betreuungshandlungen gemäß den Patientenwünschen möglich.

Diesen transkulturellen Betreuungs- und Versorgungsanspruch für sterbende Migranten zu verwirklichen, erfordert demnach die Anwendung auch derartiger Pflegekompetenzen. Hierfür ist zumeist gleichsam ein „transkultureller Wandel" des Krankenhauses selbst erforderlich, bei dem die entsprechende Grundhaltung in sämtlichen Organisationsbereichen ihren Widerhall findet.

Abschieds- und Gebetsräume sind dahin gehend mehr als angezeigt, wenngleich nicht ausreichend. Um die dargelegte transkulturelle Kompetenz zu verwirklichen, sind für Pflegekräfte zahlreiche Anwendungsmethoden, Instrumentarien und Ressourcen in der Einrichtung vorzuhalten. Nur auf diese Weise können sterbende Zielgruppenpatienten in hiesigen Kliniken derzeit adäquat betreut werden. Fort-, Weiter- und Ausbildungen allgemein sollten Kultursensibilität bzw. Migration in der Pflegebranche hier zum festen Bestandteil machen bzw. der Umgang mit religiösen Verstorbenen und Sterbenden auch nicht christlicher Konfessionen sollte zu einem Kernthema entsprechender Schulungsveranstaltungen gemacht werden. Pflegestudiengänge sollten zudem entsprechend kultursensibilisierende sowie transkulturelle (Pflege-)Kompetenzen als Lehrplanmodule aufgreifen, um den Komplex für künftige Fachleute der Pflegewissenschaften auch empirisch zugänglicher zu machen und langfristig die entsprechende Forschungs- bzw. Literaturbasis zu verbreitern. Verfügbare Studien wie auch Projekte im interkulturellen Bereich zeigen schon heute für viele hiesige Klinikbetriebe ein signifikantes Maß an kultureller Sensibilität wie auch weitere Positivbilanzen auf diesem Feld. Die sich dabei abzeichnende Tendenz weist klar auf einen Ausbau dieser Entwicklung hin.

# Literaturverzeichnis

Abu-r Rida / Muhammad ibn Ahmad ibn Rassoul (Übersetzer) (o. J.). Der Qur'an. (o.O): Kitabistan-Verlag.

Ali, T. (2006). Sterbebegleitung im islamischen Glauben. In: Zeitschrift für Palliativmedizin, Kongressbeitrag, 6. Kongress der Deutschen Gesellschaft für Palliativmedizin in Hamburg, 7. Jg., Ausgabe 3.

Arbeitskreis Charta für eine kultursensible Altenpflege (2002). Für eine kultursensible Altenhilfe. Eine Handreichung. Köln: Kuratorium Deutsche Altershilfe.

Balikci, Asiye (2010). Kultursensible Pflege am Lebensende: Eine zerstückelte Leber oder wenn die Seele am Boden liegt. In: Pflegezeitschrift, 63. Jg., Heft 12, S. 718-721.

Basler Muslim Kommission (2014). Betreuung muslimischer Patienten. Online unter: http://www.bmk-online.ch/files/Betreuung-muslimischer-Patienten.pdf [Abruf am 25.12.15].

Baumgartner-Bicer, Judith (2007). Religiöse Hintergründe und soziale Praktiken. In: Domenig, Dagmar (Hrsg.). Transkulturelle Kompetenz. Lehrbuch für Pflege-, Gesundheits- und Sozialberufe (2. vollständig überarbeitete und erweiterte Auflage). Bern: Hans Huber. S. 67-85.

Becker, Silke A. / Wunderer, Eva / Schultz-Gambard, Jürgen (2006). Muslimische Patienten. Ein Leitfaden zur interkulturellen Verständigung in Krankenhaus und Praxis (3. Auflage). Germering/München: Zuckschwerdt Verlag GmbH.

Bein, T. (2015). Interkulturelle Kompetenz. Umgang mit Fremdheit in der Intensivmedizin. In: Der Anaesthesist, 64. Jg., Heft 8, S. 562-568.

Blum, Karl / Steffen, Petra (2015). Kultursensibilität im Krankenhaus. Cultural Awareness in Hospitals. In: Public Health Forum, Band 23, Heft 2, S. 95-96.

Blum, Karl / Steffen, Petra / Golisch, Anne (2012). Kultursensibilität der Krankenhäuser in Nordrhein-Westfalen. Düsseldorf: Deutsches Krankenhausinstitut e.V. (DKI).

Bundesministerium für Gesundheit (2015). Palliativversorgung. Online unter: http://www.bmg.bund.de/krankenversicherung/leistungen/ palliativversorgung.html [Abruf am 11.11.2015].

Bose, Alexandra von / Terpstra, Jeanette (2012). Muslimische Patienten pflegen. Praxisbuch für Betreuung und Kommunikation. Heidelberg: Springer.

Bundesinstitut für Berufsbildung (BIBB) (o.J). Online unter: https://www.bibb.de/de/8570.php [Abruf am 15.12.2015].

Bühlmann, Renate (2010). Transkulturelle Kompetenz: eine sinnvolle Ergänzung der palliativen Kompetenz. In: Zeitschrift Palliative-Ch., Heft 3, S. 4.

Bundesamt für Migration und Flüchtlinge (2010). Migrationsbericht im Auftrag der Bundesregierung. Online unter: d

Bundesweiter Arbeitskreis Migration und öffentliche Gesundheit (2009). Kompetente Versorgung von Migrantinnen und Migranten im Krankenhaus benötigt eine(n) Migrations-/Migranten/- oder Integrationsbeauftragte(n). In: Blum, Karl / Steffen, Petra / Golisch, Anne. (2012). Kultursensibilität der Krankenhäuser in Nordrhein-Westfalen. Düsseldorf: Deutsches Krankenhausinstitut e.V. (DKI). S. 90-95.

Charbonnier, Lars (2014). Religion im Alter. Eine empirische Studie zur Erforschung religiöser Kommunikation. Berlin-Boston: Walter de Gruyter.

Charta zur Betreuung schwerstkranker und sterbender Menschen. Informationsflyer (2015). Deutsche Gesellschaft für Palliativmedizin e. V., Deutscher Hospiz- und PalliativVerband e. V., Bundesärztekammer (Hrsg.) Berlin. Online unter: http://www.charta-zur-betreuung-sterbender.de/files/bilder/150709_charta_flyer_ online.pdf [Abruf am 09.11.2015].

David, Matthias / Borde, Theda (2001). Kranksein in der Fremde? Türkische Migrantinnen im Krankenhaus. Frankfurt am Main: Mabuse-Verlag GmbH.

David, M. / Ilkilic, I. (2010). Religiöser Glaube – Islam. Mögliche Konflikte im klinisch-gynäkologischen Alltag. In: Der Gynäkologe, 43. Jg., Heft 1, S. 53-57.

Deutsch, Irene (2003). Transkulturelle Pflege- zum Umgang mit Kranken und Sterbenden islamischen Glaubens. In: Dieffenbach, Susanne/ Harms, Käthe / Schmitt, Monika / Woiwoda, Roswitha (Hrsg.). Handbuch für die Stations- und Funktionsleitung: Neue Anforderungen als Chance für die Praxis. Stuttgart: Georg Thieme Verlag. S. 252-257. Online unter: https://books.google.de/books?id=DGgrqumEBCYC&printsec=frontcover&hl= de&source=ggb_ge_summary_r&cad=0#v=onepage&q=irene%20deutsch&f=fa lse [Abruf am 27.12.2015].

Domenig, Dagmar (Hrsg.) (2007). Transkulturelle Kompetenz. Lehrbuch für Pflege-, Gesundheits- und Sozialberufe (2. vollständig überarbeitete und erweiterte Auflage). Bern: Hans Huber.

Dreißig, Verena (2005). Interkulturelle Kommunikation im Krankenhaus. Eine Studie zur Interaktion zwischen Klinikpersonal und Patienten mit Migrationshintergrund. Bielefeld: transcript Verlag.

Elkawaga, Karim (2004). Entwicklung interkulturell arbeitender Pflegedienste. In: Fachtagung interkulturelle Kompetenz in der Pflege, Dokumentation. Online unter: http://www.demenz-rlp.de/fileadmin/pdf/Interkulturelle_Pflege.pdf [Abruf am 09.11.2015].

Elsdörfer, Ulrike (2011). „… um die Glückseligkeit in beiden Wohnstätten zu erreichen.'. Das islamische Menschenbild und das Verhältnis der Muslime zum Sterben. In: Burbach, Christiane. … bis an die Grenze: Hospizarbeit und Palliative
Care. Göttingen: Vanderhoeck & Ruprecht GmbH & Co. KG, S. 117-141.

Frattner, Michael / Földy, Daniela / Fertl, Elisabeth (2015). Mit Burka im Krankenhaus.
In: psychopraxis.neuropraxis, 18. Jg., Heft 1, S. 7-10.

Gesundheitsberichterstattung des Bundes. Definition Krankenhäuser (o.J.). Online
unter: http://www.gbe-
bund.de/gbe10/abrechnung.prc_abr_test_logon?p_uid=gast&p_
aid=0&p_knoten=FID&p_sprspra=D&p_suchstring=8705 [Abruf am
20.11.2015].

Giese, A. / Uyar, M. / Henning, B. F. / Uslucan, H. H. / Westhoff, T. / Pagnos, N.
(2015). Türkische Migranten im deutschen Krankenhaus – Wie schätzen sie die
Kultursensibilität ein? In: Deutsche Medizinische Wochenschrift, 140 Jg.,
S. 110.

Götz, Manfred (2010). Die Radiodoktor-Medizin und Gesundheit. Glaube, Religion und
Spiritualität im Krankheitsfall – Teil 2: Islam und Judentum. Online unter:
http://oe1.orf.at/static/pdf/Islam_und_Judentum_i_2010.pdf [Abruf am
30.11.2015].

Günes, Merdan (2012). Menschenwürde und würdiges Sterben im Islam. In: Eckart,
Uwe Wolfgang/ Anderheiden, Michael (Hrsg.). Handbuch Sterben und Men-
schenwürde (Band 1). S. 277-307. Online unter:
https://books.google.de/books?hl=de&lr=lang_de|lang_en|lang_tr&id=9sY9Vtit
RGwC&oi=fnf&pg=PA277&dq=sterbende+muslime+&ots=i0yg7vCdNJ&sig=
Xq1Fbl5QQgcMp8xgDXyPxgD8XSI#v=onepage&q=sterbende%20muslime&f
=false [Abruf am 25.12. 2015].

Hanrath, Jan (2011). Vielfalt der türkeistämmigen Bevölkerung in Deutschland. Online
unter: http://www.bpb.de/apuz/59735/vielfalt-der-tuerkeistaemmigen-
bevoelkerung-in-deutschland?p=all [Abruf am 04.01.2015].

Haas, Noemi/ Schnetzer, Marianne/ Frey, Mirjam/ Tanner, Catherine und Kyburz, Heidi
(2003). Muslime im Spital. Projektarbeit: Kontakt – Beziehung, Lernende Kurs
100 – Qiucara. Online unter: http://www.transkulturellepsychiatrie.de/pdf/
PSC_Mu_imSpital.pdf [Abruf am 15.12.2015].

Hax-Schoppenhorst, Thomas & Jünger, Stefan (2010). Seelische Gesundheit von
Menschen mit Migrationshintergrund. Wegweiser für Pflegende. Stuttgart: W.
Kohlhammer Verlag.

Herbst, H. (2010). Verstehen kann heilen. Transkulturelle Kompetenz im Krankenhaus.
In: ProCare, 15. Jg., Heft 3, S. 32-34.

Hommel, Thomas (2008). Kulturbarriere Krankenhaus?. In: Heilberufe. PFLEGE
ALLTAG Speaker`s Corner, 60. Jg., Heft 6, S. 52-53.

Hüper, Christa & Kerkow-Weil, Rosemarie (2007). Schmerz im Migrationskontext. In: Domenig, Dagmar (Hrsg.). Transkulturelle Kompetenz. Lehrbuch für Pflege-, Gesundheits- und Sozialberufe (2. vollständig überarbeitete und erweiterte Auflage). Bern: Hans Huber. S. 541-556.

Ilkilic, Ilhan (2002). Das muslimische Glaubensverständnis von Tod, Gericht, Gottesgnade und deren Bedeutung für Medizinethik. In: Zentrum für Medizinische Ethik. Medizinethische Materialien, Heft 126 (2. Auflage).

Ilkilic, Ilhan (2005). Begegnung und Umgang mit muslimischen Patienten. Eine Handreichung für die Gesundheitsberufe (5. Auflage). Bochum: Zentrum für Medizinische Ethik.

Ilkilic, Ilhan (2007). Medizinische Aspekte im Umgang mit muslimischen Patienten. In: DMW (Deutsche Medizinische Wochenschrift), 132. Jg., Heft 30, S. 1587-1590.

Ilkilic, Ilhan (2008a). Die kultursensible und kultursensitive Patientenverfügung in einer wertpluralen Gesellschaft am Beispiel muslimischer Patienten. In: Ethik in der Medizin, 20. Jg., Heft 3, S. 221-229.

Ilkilic, Ilhan (2008b). Kulturelle Aspekte bei ethischen Entscheidungen am Lebensende und interkulturelle Kompetenz. In: Bundesgesundheitsblatt – Gesundheitsforschung – Gesundheitsschutz, 51. Jg., Heft 8, S. 857-864.

Ilkilic, Ilhan (2015). Interkulturelle Hindernisse. Der muslimische Patient: Kein unbekanntes Wesen! In: MMW – Fortschritte der Medizin, 157. Jg., Heft 11, S. 16.

Ilmihal. Der gelebte Islam (o. J.) Frankfurt am Main: Okusan Verlag.

Jundt, K. & Friese, K. (2006). Besonderheiten im Umgang mit muslimischen Patientinnen in der gynäkologischen Praxis. In: Der Gynäkologe, 39. Jg., Heft 11, S. 899-904.

Kayser, Anke (2013). Transkulturelle Kompetenz in der Palliative Care. In: Stähli, Andreas & Artmeyer, Anne (Hrsg.). Empfehlungen zur Hospiz- und Palliativbetreuung von Menschen mit Migrationshintergrund – eine Handreichung. Münster: Deutsches Rotes Kreuz Landesverband Westfalen-Lippe e.V.

Kizilhan, Jan Ilhan (2015). Religion, Kultur und Psychotherapie bei muslimischen Migranten. In: Psychotherapeut, 60. Jg., Heft 5, S. 426-432.

Kloeters, Gregor (2010). Wie gehe ich mit Verstorbenen um? In: Heilberufe, 62. Jg., Heft 11, S. 37-39.

Knabe, Elke & Weber, Daniel (2011). Handreichung Interkulturelle Kompetenz in Kliniken. Themen, Praxiserfahrung und Indikatoren. Düsseldorf: DGB Bildungswerk Bund. Online unter: http://www.migration-online.de/data/publikationen_datei_1325498929.pdf [Abruf am 30.11. 2015].

Köck, Andrea & Murataza, Muhammad S. (2009). Muslime im Krankenhaus. Ein interreligiöser Ratgeber für das Krankenpflegepersonal. Norderstedt: Books on Demand GmbH.

Kollak, Ingrid & Küpper, Hans (1997). Gelebte Multikulturalität. Forschungsbericht über eine pflegewissenschaftliche Studie an einem Großstadtkrankenhaus. In: Pflege und Gesellschaft, Deutsche Gesellschaft für Pflegewissenschaft, 2. Jg., Heft 1, S. 2-6.

Körtner, Ulrich H. J. (2007). Krankheit, Kultur und Religion. Fragestellungen interkultureller Medizin- und Pflegeethik. In: Wiener Medizinischer Wochenschrift, 157. Jg., Heft 9-10, S. 183-189.

Körtner, Ulrich J. H. (2009). Spiritualität, Religion und Kultur auf der Intensivstation – wie verträgt sich das? In: Wiener klinische Wochenschrift, 121. Jg., Heft 7/8, S. 230-235.

Kronenthaler, Andrea / Werner, Christina / Hiltner, Hanna (2014). Der muslimische Patient. Verständnis der Auszubildenden im Pflegebereich deutscher Krankenhäuser im Umgang mit muslimischen Patienten. Wissenschaftlicher Kurzmitteilung. In: HeilberufeScience, 5. Jg., Heft 2, S. 63-66.

Landeszentrale für Gesundheitsförderung in Rheinland-Pfalz e.V (2006). Mehr als Tee und Baklava. Die Facetten der kultursensiblen Altenhilfe. Mainz: Klaus-Koch GmbH. Online unter: https://www.lzg-rlp.de/fileadmin/pdf/Tee_Baklava.pdf [Abruf am 21.11.2015].

Läsker, Anna & Yortanli, Pinar (2012). Alt werden in der Migration. In : Kleiner, Gabriele (Hrsg.). Alter(n) bewegt. Perspektiven der Sozialen Arbeit auf Lebenslagen und Lebenswelten. Wiesbaden: Verlag für Sozialwissenschaften. S. 157-167.

Malin, Diana (2010). Fachartikel. Wenn das Leben sich in der Fremde neigt. In: Zeitschrift Palliative-ch., Heft 3, S. 10-15.

Migrations- und Integrationsforschung. Jahresbericht 2010 der Forschungsgruppe in Bundesamt für Migration und Flüchtlinge (2011). Nürnberg: Bundesamt für Migration und Flüchtlinge. Online unter: http://www.bamf.de/SharedDocs/Anlagen/DE/Publikationen/Broschueren/jahresbericht-forschungsgruppe-2010.pdf?__blob=publicationFile [Abruf am 21.11.2015].

Neuberger, Julia (2009). Sterbende unterschiedlicher Glaubensrichtung pflegen (2. vollständig überarbeitete und ergänzte Auflage). Bern: Huber.

Offermans, Peter (2010). Palliative Care und Spiritualität. Eine interkulturelle und interreligiöse Herausforderung. In: NOVAcura, 41. Jg., Heft 7/8, S. 43-46.

Okken, Petra K. / Spallek, Jacob / Razum, Oliver (2008). Pflege türkischer Migranten. In: Bauer, Ullrich & Büscher, Andreas (Hrsg.). Soziale Ungleichheit und Pflege. Beiträge sozialwissenschaftlich orientierter Pflegeforschung. Wiesbaden: Verlag für Sozialwissenschaften. S. 396-422.

Özoguz, Aydan (2015). Vorwort. In: Das kultursensible Krankenhaus, Ansätze zur interkulturellen Öffnung, Praxisratgeber. Infomaterial der Bundesregierung. Online unter: https://www.bundesregierung.de/Content/Infomaterial/BPA/IB/ Das_kultursensible_Krankenhaus_09-02-2015.pdf?__blob= publicationFile&v=17 [Abruf am 09.11.2015].

Paillon, Monika (2010). Kultursensible Altenpflege. Ideensammlung mit Fokus Demenz. München: Ernst Reinhardt.

Reinecke, Heike (2015). Kultursensibilität der Krankenhäuser in Nordrhein-Westfalen, Ausgewählte Ergebnisse einer Befragung. In: Das kultursensible Krankenhaus, Ansätze zur interkulturellen Öffnung, Praxisratgeber. Infomaterial der Bundesregierung. Online unter: https://www.bundesregierung.de/Content/Infomaterial/ BPA/IB/Das_kultursensible_KrankenhKra_09-02-2015.pdf?__blob= publicationFile&v=17 [Abruf am 09.11.2015].

Reiss, Wolfram (2009). Der muslimische Patient. In: Körtner, Ulrich H. J. / Müller, Sigrid / Kletecka-Pulker, Maria / Inthorn, Julia (Hrsg.). Spiritualität, Religion und Kultur am Krankenbett. Schriftenreihe Ethik und Recht in der Medizin, Band 3. Wien: Springer-Verlag. S. 176-187.

Rüesch, Peter / Burla, Laila (2008). Teilstudie Gesundheit. In: Studie zur Stellung der muslimischen Bevölkerung im Kanton Zürich. Bericht zuhanden der Direktion der Justiz und des Innern. Zürich: Universität Zürich, Institut für Politikwissenschaft. S. 63-97. Online unter: http://www.karch.ch/repository/default/content/ sites/sfm/files/shared/documents/about/collabcollabo/cwy/Schlussbericht_ Muslimstudie_20081114.pdf [Abruf am 27.12.2015].

Schmidt, Helmut / Sester, Susanne / Scheele-Schäfer, Jutta (2005). Sterben und Tod zu Hause- Sterbende pflegen und begleiten. In: Immenschuh, Ursula/ Schäfer S., Jutta/ Spahn, Claudia (Hrsg.). Ambulante Pflege. Die Pflege gesunder und kranker Menschen. Band 2: Wissenschaftlich fundiertes Pflegehandeln bei ausgewählten Krankheitsbildern (2. vollständig neu bearbeitete Auflage). Hannover: Schlütersche. S. 373- 451.

Schilder, Michael (1998). Türkische Patienten pflegen. Erfahrungen Pflegender mit Pflegebedürftigen und ihren Familien im ambulanten Bereich. Stuttgart: Kohlhammer.

Schilder, Michael (2012). Interkulturelle Öffnung in der ambulanten und stationären Altenpflege/-hilfe. In: Griese, C. & Marburger, H. (Hrsg.). Interkulturelle Öffnung, ein Lehrbuch. München: Oldenbourg Verlag. S. 201-223.

Schilder, Michael (2014). Kultursensible und interreligiöse Pflege sterbender Muslime in stationären Altenhilfeeinrichtungen. In: George, Wolfgang (Hrsg.). Sterben in stationären Pflegeeinrichtungen. Situationsbeschreibung, Zusammenhänge, Empfehlungen. Gießen: Psychosozial-Verlag. S. 235-241.

Schmidt, Kurt W. (2015). „Das Fremde" besser verstehen. In: Ethik in der Medizin, 27. Jg., Heft 3, S. 179-182.

Schröder, Gerhard (2014). Zu Hause oder in neuen Heimat?. In: NOVAcura, 45. Jg., Heft 3, S. 3.

Seifert, Wolfgang (2012). Bundeszentrale für politische Bildung. Geschichte der Zuwanderung nach Deutschland nach 1950. Online unter: http://www.bpb.de/politik/grundfragen/deutsche-verhaeltnisse-eine-sozialkunde/138012/geschichte-der-zuwanderung-nach-deutschland-nach-1950 [Abruf am 09.11.2015].

Spichiger, Elisabeth (2007). Betreuung am Lebensende im Akutspital. In: Knipping, Cornelia (Hrsg.). Lehrbuch Palliative Care (2. durchgesehene und korrigierte Auflage). Bern: Hans-Huber Verlag. S. 458-464.

Steudter, Elke (2014). Transkulturelle Pflegebeziehung in einer sensiblen Lebensphase. In: NOVAcura, 45. Jg., Heft 3, S. 50-52.

Stange-Budumlu, Özlem (2005). Praxisbericht eines Krankenhausarztes. Behandlung ausländischer Patienten im Krankenhaus. In: Arbeitsgemeinschaft Rechtsanwälte im Medizinrecht e.V. (Hrsg.). Globalisierung in der Medizin. Der Einbruch der Kulturen in das deutsche Gesundheitswesen. Schriftenreihe Medizinrecht. Berlin – Heidelberg – New York: Springer-Verlag. S. 17-25.

Takim, Abdullah (2006). Vortrag: „Wir gehören Gott, und zu Ihm kehren wir zurück" (Sure 2,156): Krankheit als Zeichen der Prüfung Gottes und die Heimkehr der Seele zum Schöpfer. Evangelische Krankenhaus Düsseldorf. Online unter: http://www2.ekir.de/duesseldorf/esta/Takim_Wir%20gehoeren%20Gott.pdf [Abruf am 30.11.2015].

Tan, Dursun (2000). Sterben in der Migration: religionskulturelle Hintergründe. In: Muslime im Gesundheitswesen. Referat für interkulturelle Angelegenheiten. Hannover: Ethnomedizinisches Zentrum.

Tayeb, Mohamad A./ Al-Zamel, Ersan/ Fareed, Muhammed M./ Abouellail, Hesham A. (2010). A "good death": perspectives of Muslim patients and health care providers. In: Annals of Saudi Medicine. 30. Jg., Heft 3, S. 215-221. Online unter: http://www.ncbi.nlm.nih.gov/pmc/articles/PMC2886872/ [Abruf am 05. 12. 2015].

Thomas, Alexander (2012). Dorsch Lexikon der Psychologie. Online unter: https://portal.hogrefe.com/dorsch/interkulturelle-kompetenz/ [Abruf am 11.11.2015].

Türkis, Ivo / Meiners, Norbert / Seeberger, Bernd (2013). Islamische Trauerrituale in der Fremde. Eine Untersuchung, aufgezeigt an türkische Migranten in Deutschland. In: HeilberufeScience, 3. Jg., Heft 3, S. 119-125.

Urban, Elke (2013). Kultursensibler Umgang mit Palliativpatienten. In: Zeitschrift best practice onkologie. 8. Jg., Heft 4, S. 6-11.

Urban, Elke (2014). Transkulturelle Pflege am Lebensende. Umgang mit Sterbenden und Verstorbenen unterschiedlicher Religionen und Kulturen (2. überarbeitete und erweiterte Auflage). Stuttgart: W. Kohlhammer.

Uzarewicz, Charlotte (2003). Überlegungen zur Entwicklung transkultureller Kompetenz in der Altenpflege. In: Friebe, Jens & Zalucki, Michaela (Hrsg.). Interkulturelle Bildung in der Pflege. Bielefeld: W. Bertelsmann. Online unter: http://www.die-bonn.de/esprid/dokumente/doc-2003/friebe03_01.pdf [Abruf am 11.11.2015].

Venkat, Sandra/ Söllner, Wolfgang (2014). Starke Schmerzen in der Fremde. Patienten mit Migrationshintergrund. In: Heilberufe, 66. Jg., Heft 6, S. 34-36.

Weber, Edith/ Jonker, Gerdien (1998). „Du, oh beruhigte Seele…''- Zum Umgang mit Tod und Trauer bei Muslimen in Krankenhäusern. Berlin: DRK Gesundheitsförderung.

Weiher, Erhard (2007). Spirituelle Begleitung in der palliativen Betreuung. In: Knipping, Cornelia (Hrsg.). Lehrbuch Palliative Care (2. Auflage). Bern: Verlag Hans Huber. S. 438-457.

Weintritt, Otfried (2012). Altersbilder im Islam und unter Muslimen in Deutschland und Körperbilder im Islam. In: Berner, Frank/ Rossow, Judith/ Schwitzer, Klaus P.(Hrsg.). Individuelle kulturelle Altersbilder. Expertisen zum sechsten Altenbericht der Bundesregierung. Wiesbaden: Verlag für Sozialwissenschaften. S. 231-287.

Werner, Sylke (2010). Fremde Welt Pflegeheim. Besonderheiten bei der Pflege von Bewohnern mit Migrationshintergrund. In : NOVAcura, 41. Jg., Heft 7/8, S. 14-16.

Wunn, Ina (2006). Muslimische Patienten. Chancen und Grenzen religionsspezifischer Pflege. Stuttgart: W. Kohlhammer.

Wunn, Ina (2011). Islam und Gesundheit. In: Klein, Constantin/ Berth, Hendrik/ Balck, Friedrich (Hrsg.). Gesundheit – Religion – Spiritualität. Konzepte, Befunde und Erklärungsansätze. Weinheim/München: Juventa.

Zentralrat der Muslime (ZMD) (2013). Sterbehilfe bzw. Sterbebegleitung und Palliative Care aus islamischer Sicht – Eine Handreichung des Zentralrates der Muslime in Deutschland (ZMD). (O. O.). Online unter: http://islam.de/files/pdf/sterbehilfe_islam_zmd_2013_03.pdf [Abruf am 30.11.2015].

Zielke-Nadkarni, Andrea (2009). Interkulturelle Herausforderung durch Patienten mit Migrationshintergrund in der Intensivpflege. In: Salomon, Fred (Hrsg.). Praxisbuch Ethik in der Intensivmedizin. Berlin: Medizinisch Wissenschaftliche Verlagsgesellschaft.

Zielke-Nadkarni, Andrea (2013). Zusammenfassende Darstellung des Forschungsberichtes. In: In: Stähli, Andreas & Artmeyer, Anne (Hrsg.). Empfehlungen zur Hospiz- und Palliativbetreuung von Menschen mit Migrationshintergrund – eine Handreichung. Münster: Deutsches Rotes Kreuz Landesverband Westfalen-Lippe e.V. Online unter: http://drk-westfalen.de/fileadmin/user_upload/Service/01_Handreichung_webversion.pdf [Abruf am 09.11.2015].

Zielke-Nadkarni, Andrea (o. J.). Forschungsbericht zu den „Empfehlungen zur Hospiz- und Palliativbetreuung von Menschen mit Migrationshintergrund." Online unter: http://drk-westfalen.de/fileadmin/user_upload/Service/03_Forschungsbericht_webversion.pdf [Abruf am 05.12.2015].